U0270279

第一口吃蔬菜

日本糖尿病专家的跨世纪饮食方案

医学博士
梶山内科诊所院长
梶山静夫

管理营养师·农学博士
大阪府立大学教授
今井佐惠子

崔晶晶 译

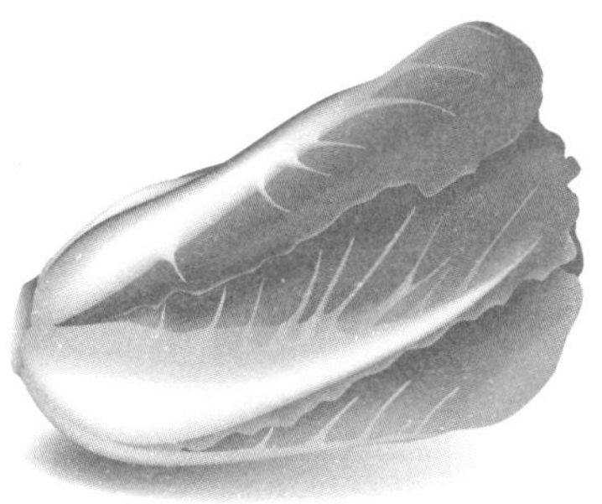

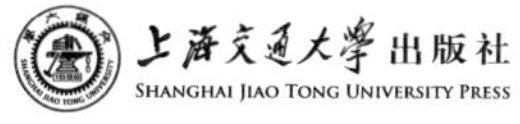

上海交通大学出版社
SHANGHAI JIAO TONG UNIVERSITY PRESS

内容提要

日本糖料病专家与营养师合理推广的饮食新概念：改变饮食顺序疗法！让你从今天起，彻底摆脱恼人的慢性习惯病，轻松养生，健康减肥，简单到不可思议！本书从治病、养生、减肥、锻炼等多个角度，详细介绍了如何高效实施“饮食顺序疗法”，大量惊人的实证案例告诉你：这么做真的有效！

图书在版编目（CIP）数据

第一口吃蔬菜 /（日）梶山静夫，（日）今井佐惠子著；崔晶晶译 .—上海 ：上海交通大学出版社，2015
ISBN 978-7-313-12985-7

Ⅰ.①第… Ⅱ.①梶… ②今… ③崔… Ⅲ.①高血压—食物疗法 ②高血糖病—食物疗法 ③高血脂病—食物疗法
Ⅳ.① R247.1

中国版本图书馆 CIP 数据核字（2015）第 128309 号

第一口吃蔬菜

著　　者：[日] 梶山静夫　[日] 今井佐惠子　　译　　者：崔晶晶
出版发行：上海交通大学出版社　　地　　址：上海市番禺路 951 号
邮政编码：200030　　电　　话：021- 64071208
出 版 人：韩建民
印　　制：常熟市文化印刷有限公司　　经　　销：全国新华书店
开　　本：880mm × 1230mm　1/32　　印　　张：5.875
字　　数：84 千字
版　　次：2015 年 6 月第 1 版　　印　　次：2015 年 12 月第 2 次印刷
书　　号：ISBN 978-7-313-12985-7 / R
定　　价：32.00 元

前　言

不需药物、不需严格控制饮食，此饮食方法（饮食顺序）就能解决三高（高血压、高血糖、高血脂）问题

体检的时候，我们特别在意血压、血糖、胆固醇这几项的数值。因为我们大家都知道这几项数值偏高的话，得心肌梗塞、脑梗塞的几率就大。但是对于终日忙碌的人们，严格遵守这样那样的饮食限制和锻炼要求基本是不现实的。

话虽如此，作为医生的我岂可袖手旁观？于是我们构思出了本书要介绍的“饮食顺序疗法”。

“跟之前吃的东西一样就可以”

“只是改变一下‘饮食顺序’。先吃蔬菜，再吃主菜，最后

吃主食。”

仅这一点就可以解决“三高”（**高**血压、**高**血糖、**高**血脂）问题吗？本书将对**“饮食顺序疗法”如何改善“三高”问题**作出详细的介绍。患者采用这套“饮食顺序疗法”后，各项指标确实下降了，身体自内而外健康了起来。

也有一些人采用拼命控制热量的饮食疗法，但血糖值总是居高不下。有趣的是，这些人采用“饮食顺序疗法”以后，血糖值却下降了。这些人之前也不是不努力，只是忽略了“饮食顺序”，所以他们的努力没有看到应有的效果。

改变“饮食顺序”对于身体健康的人也是非常重要的。这是因为“饮食顺序”关系到影响健康寿命的荷尔蒙——胰岛素的分泌。

“饮食顺序疗法”是经过了1 000名以上患者验证，放心、安全、真实有效的方法。无需食用特殊食物，也无需严苛的运动。

在各种压力困扰的现代社会，请好好珍惜三高指标下降、健康生活的喜悦感。那么，就让我们从今天的晚餐开始吧！

医学博士·梶山内科诊所院长　梶山 静夫

目 录 | CONTENTS

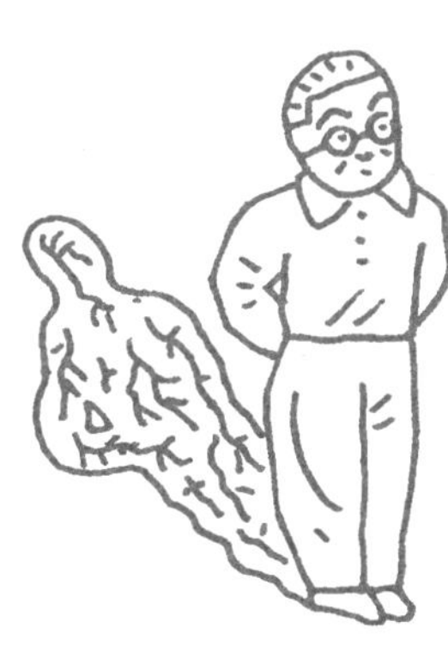

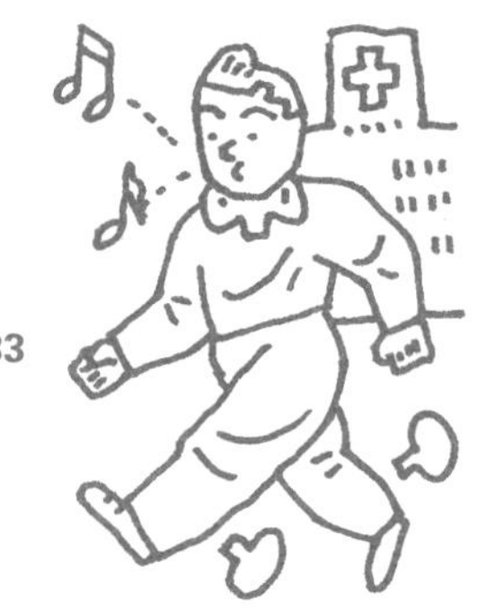

第一口吃蔬菜

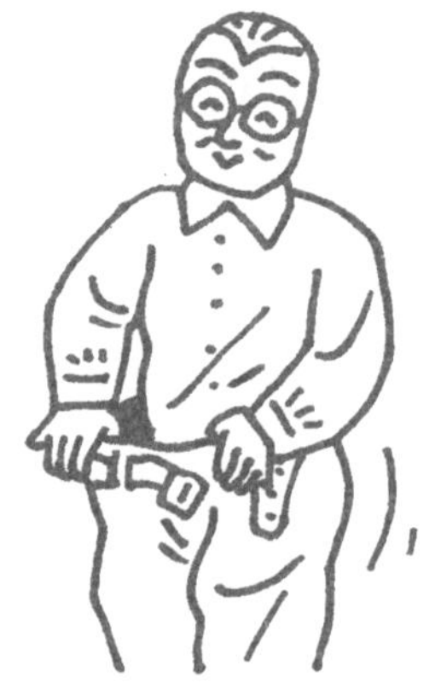

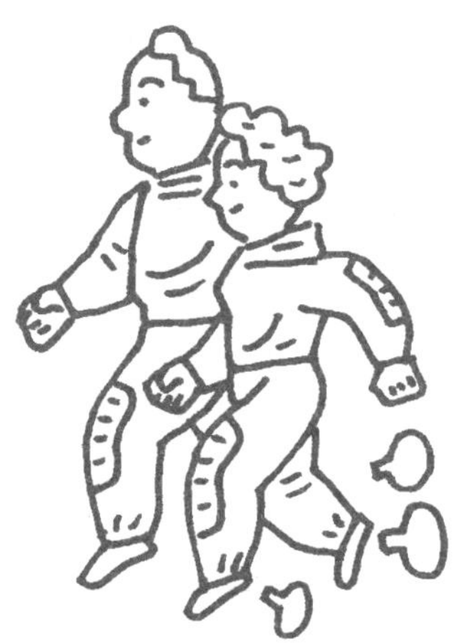

第一章

改变饮食顺序，一辈子不生病

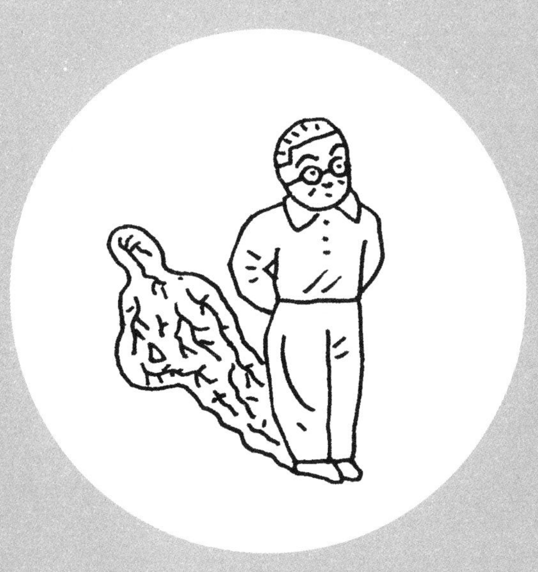

▸ 你也是“两人中的一人”？◂

很多人都接受过下面这样的医嘱吧！

“血压有点高，给你开了药，要少吃盐，每天不能超过 6 克”

“你的血糖值很高，要忌酒，饮食也要注意”

“你的中性脂肪和 LDL 胆固醇已经超过了标准值，要少吃动物性脂肪高的食物，多吃蔬菜和鱼类”

…… ……

如今在日本，高血压患者大约有 3 000 万人，糖尿病患者（包含糖尿病前期患者）大约有 2 120 万人，高血脂患者大约

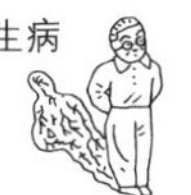

有 2 200 万人（日本厚生劳动省 2004 年的调查数据）。这些触目惊心的数字说明，每 2.5 个日本人中就有 1 个人患有高血压，40 岁以上每 4 个日本人中就有 1 个人患有糖尿病和高血脂。

高血压、高血糖、高血脂这类病，因前期缺乏明显症状，**不知不觉中病情加重**，而被统称为“沉默的杀手”。

比如，我们大概听说过这样的事情吧：“那么健壮的人，打着高尔夫的时候却突然晕倒去世了……”

这种事情不是偶然的，正是高血压、高血糖、高血脂引起心脏和大脑血管出现重大问题而导致的。很多人因此而丧命；有的人就算捡回一条命，也多被瘫痪或语言障碍等后遗症所困扰。

只要得了高血压或者糖尿病，就会对血管造成很大损坏，成为心脑血管疾病发作的诱因，严重影响身体健康和寿命。

为了治病，大多数人会采取各种治疗措施，比如吃药、食疗、见缝插针地运动等。但是限制诸多的饮食疗法对于经常在外面吃饭或者应酬颇多的商务人士来说，每天坚持是很困难的。

他们有时会把吃药这事忘得一干二净，有时工作太忙连最简单的健步走的时间都没有，更别提运动了。

得了高血压、高血糖或者高血脂中的一种，治疗起来就够费劲了。更别说“**高血压＋高血糖**”、“**高血压＋高血脂**”或“**高血糖＋高血脂**”这种“两高”病患，甚至是“**高血压＋高血糖＋高血脂”这种集三者于一身的“三高”**病患了。但是，这些“两高”甚至“三高”病患近年来却越来越多了。

这样一来，患者不仅服药量增加，各种饮食限制和辛苦的运动也不得不变得更加严格。然而在现实中，很多人坚持不下来。

也有一种叫做“教育住院”的治疗方法，即在一段时间内住院，彻底学会饮食疗法。但这对年富力强忙于事业的人来说是行不通的。并且，有很多人“教育住院”出院以后，刚返回职场，就又回到了以前的生活方式中去，之前的努力也就白费了。

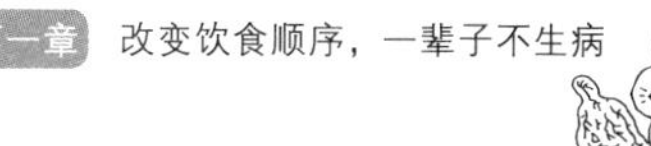

从“一高”到“二高”再到“三高”

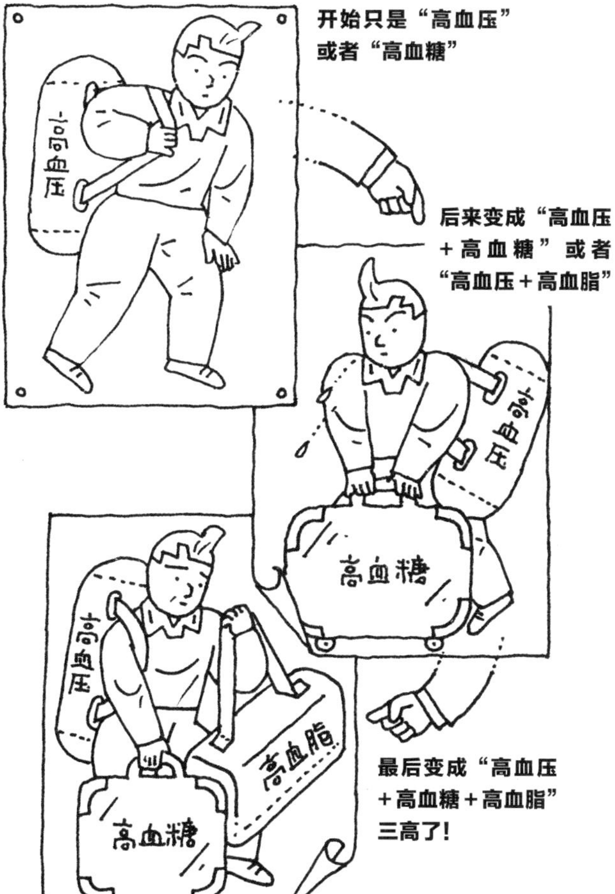

开始只是“高血压”
或者“高血糖”
高血压
后来变成“高血压
+高血糖”或者
“高血压+高血脂”
高血压
高血糖
最后变成“高血压
+高血糖+高血脂”
三高了！
高血压
高血脂
高血糖

▸ 高血压、高血糖、高血脂，到底恐怖在哪里？◂

相信大家自学也罢，通过医生学习也罢，对于高血压、高血糖、高血脂都有了一定的了解。在这里，我们就其各自症状及其恐怖之处做一下总结。

高血压

高血压是指血管中流动的血液的压力超出正常范围，并且经常处于高压的状态。

血压是指从心脏中流出的血液作用于血管（动脉）壁的压

高血压、糖尿病、高血脂的诊断标准

高血压

- **最高血压** 140mmHg 以上
- **或者最低血压** 90mmHg 以上

糖尿病

- **空腹时血糖值** 126mg/dl 以上
- **或者 75g 糖耐测试 2 小时血糖值** 200mg/dl 以上
- **随机血糖值** 200mg/dl 以上

※另外，糖化血色素（HbA1c）6.5% 以上等情况也列入诊断标准

高血脂（脂质异常症）

- **LDL（低密度脂蛋白胆固醇）** 140mg/dl 以上
- **HDL（高密度脂蛋白胆固醇）** 40mg/dl 以下
- **三酸甘油酯（中性脂肪）** 150mg/dl 以上

力。心脏靠不停收缩和舒张，将血液输送到全身各处。心脏收缩时血压达到的最高值叫做**最高血压**（一般叫做高压或者收缩压）；心脏舒张时血压达到的最低值叫做**最低血压**（一般叫做

低压或者舒张压）。

当最高血压达到 140mmHg 以上或者最低血压达到 90mmHg 以上时，就被诊断为高血压。

那么，为什么高血压是个大问题呢？

原本，血液流经的血管壁是柔韧并富有弹性的，能够承受各种刺激。但是，一旦患上高血压，为了对抗长时间的高压，血管壁就会渐渐变厚、变硬（动脉硬化）。

动脉硬化进一步严重时，血管（动脉）的一部分就会变得狭窄。

结果就会引起血液的流动性变差，如果某些原因一旦引起血液停止流动的话，氧气和营养物质就无法运送到全身各处，造成身体细胞坏死。

高血压和动脉硬化可以说是如影随形，动脉硬化引起血管状态恶化，血压会进一步升高，给输出血液的心脏造成越来越大的负担，形成恶性循环。

实际上，造成日本人死亡的三大疾病——癌症、心脏病和脑血管疾病中，除癌症之外，其他两种疾病都跟高血压有着很

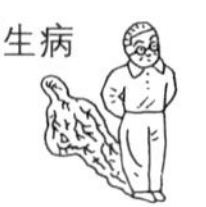

深的关系。

下面介绍几种高血压引起动脉硬化严重而导致的代表性疾病。

心绞痛——心脏周围的血管（冠动脉）内侧变得狭窄，血流不畅，我们活动身体或者紧张的时候，血液无法流回心脏，致使心脏暂时缺血，引发胸部剧烈的疼痛感。

心肌梗塞——变狭窄的冠状动脉内充满血栓，血流停止。能引发胸部持续剧烈疼痛，导致供氧不足的心脏肌肉细胞坏死。心肌梗塞死亡率极高，是重大疾病之一。

脑中风——是一种脑血管疾病。分为蛛网膜下出血、脑出血、脑血栓、脑梗塞四种类型。脑中风是导致日本人死亡的第三大疾病，即使脱离了生命危险也多半会有半身不遂、语言障碍等严重的后遗症。

大动脉瘤——是在腹部和胸部的大动脉中生成血管瘤的一种疾病。如果大动脉瘤破裂的话，会引起休克或者呼吸困难，容易使人猝死，非常可怕。

看了以上这些代表性疾病的介绍，感觉怎么样？

现实中，抱着“只不过是高血压么”的轻视想法，任凭受损的血管在身体各处痛苦呻吟而置之不管，最终导致死亡的例子比比皆是。

绝对不可以对高血压置之不管。如果血压偏高的话，一定要好好学习改善之道，并接受正确的治疗。

高血糖

高血糖是因糖尿病导致血液中所含糖分（葡萄糖）的浓度（血糖值）超过一定标准的状态。空腹时血糖值超过 126mg/dl（或者 HbA1c 达到 6.5% 以上，此为国际标准值，本书中 HbA1c 均采用国际标准值）即被诊断为糖尿病。糖尿病是因体内唯一可以使血糖值下降的胰岛素失去作用而导致的。

糖尿病和高血压一样也是缺乏明显症状，**大多数人即使血糖值稍微有点高，也完全没有任何症状**。随着病情加重，血糖值变得相当高之后，像口渴、尿频且量多、易疲劳、乏力、尿味难闻、吃得多却消瘦等各种症状才渐渐显现出来。

如果被诊断为糖尿病，却没有这些症状，也千万不要置之不管。糖尿病被称为“并发症之病”。**以糖尿病视网膜症、糖尿病肾病变、糖尿病神经病变为代表，糖尿病能引发各种严重的并发症**。这是因为高血糖会使全身的血管甚至血液出现各种问题，对身体内脏器官造成严重损害。

前面所提到的三大并发症，正是高血糖损害体内细小血管而引发的。特别是对细小血管密集的视网膜、肾脏易造成直接的损害，糖尿病视网膜症是造成日本人中途失明（中途失明是指本来具有正常视力的人，在人生中途尤其是青壮年时期失明）的第二大原因。同样，糖尿病肾病变是造成人工透析的第一大原因。

不仅如此，糖尿病并发症还会增加患心脏病、脑血管疾病等大血管病变的风险。这是因为高血压不仅影响细小血管，还会促进动脉硬化的恶化，对动脉造成重大影响。动脉硬化在大脑血管中不断恶化就发展成脑梗；在为心脏输送养料的冠状动脉中恶化就发展为心绞痛或心肌梗塞。

高血压患者患脑梗塞的几率是普通人的 2 ~ 4 倍，且以年轻人居多。如此说来，糖尿病造成的影响非常严重。所以，如果诊断出高血糖，一定要立即采取对策。

高血脂

高血脂（类脂质异常症）是指血液中的类脂质（胆固醇和中性脂肪）超过人体需求量，大量胆固醇堆积在血管壁上的一种疾病。高血脂很容易引发动脉硬化。变厚的血管中血流受阻的话，就会引发心脏病或者脑血管疾病。

高血脂的诊断标准如下：

□ “高 LDL 胆固醇血症” LDL（不良）胆固醇在 140mg/dl 以上

□ “低 HDL 胆固醇血症” HDL（良性）胆固醇在 40mg/dl 以下

□ “高三酸甘油酯血症” 三酸甘油酯血症（中性脂肪）150mg/dl 以上

以上标准可以区分血液中类脂质异常是由胆固醇引起的还是由中性脂肪引起的。

一般说来，引发高血脂的危险分子是LDL（高密度蛋白）胆固醇。HDL（低密度蛋白）胆固醇可以抑制动脉硬化，所以其数值偏低的话也会增加动脉硬化的风险。

高血脂也是发病症状不明显的一种疾病，多与高血压和糖尿病并发，如果置之不管，会导致严重的后果。

三高数值居高不下，人体发生了什么变化？

高血压、高血糖、高血脂，得了这“三高”中的一种就够受的了，要是“三高”全得了那还了得！有数据显示，**如果得了“三高”，10 年后患缺血性心脏病（心绞痛和心肌梗塞等心脏病）的几率会增加 31 倍**。并且，即使“三高”各自的症状比较轻，但是各种症状叠加在一起时，就会导致**动脉硬化并迅速恶化**。

患上“三高”时，身体内部到底发生了什么变化？我们的身体，因多种原因导致全身血管“动脉硬化”，就像装上了不

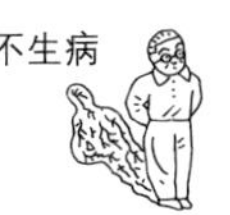

定时炸弹，不知何时血管就会爆炸。

使血管变得易碎的“高血压”、使血管渐渐变窄的“高血脂”、慢慢侵蚀并破坏血管的“糖尿病”，当这三者叠加在一起的时候，你的血管正遭受什么样的破坏可想而知了吧！

成年人布满全身的血管，包括毛细血管在内，加在一起大约有 10 万公里长，可以绕地球两周半。

假如，我们预测到大雨会导致河坝溃堤，那么我们肯定是全力以赴地去加固河坝，阻止溃堤的发生。其实，血管也是同样的道理。

本来 10 万公里长的血管就够长的了，如果这么长的血管经年累月再不发生故障也不进行修理或者替换还能维持正常运转，简直就是奇迹了！所以，如果血管的哪一方面出了问题，就应该立即想办法处理。

何况“三高”**并不是血管出现问题亮起的警示性黄灯，而是代表血管健康已经亮起了红灯！**

请务必牢记，变脆弱的血管破裂、堵塞的时候，会引发心绞痛、心肌梗塞或者脑梗塞等严重疾病。

就像前面所介绍的，得了“三高”，很难治愈。即使不断努力，各项指标也不见好转而令人沮丧，在看不到希望的状态下更没有办法努力坚持下去了。

但是，如果对“三高”置之不管，我们的健康和寿命就会受到很大影响。

所以，放弃是不可以的！

那么，到底怎样做才能改善“三高”呢？

我们诊所构思出了一套治疗方法，可以使**苦于“三高”困扰的患者在过正常生活的同时还能迅速改善病症**。

这套治疗方法效果非常惊人，患者各项指标眼看着得到迅速改善，连我们自己都感到惊讶不已。这套治疗方法就是抓住了导致“三高”的根本原因，对症下药，就是这么简单！

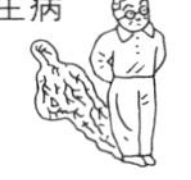

“三高”会让血管硬化且破烂不堪

健康血管（横切面）

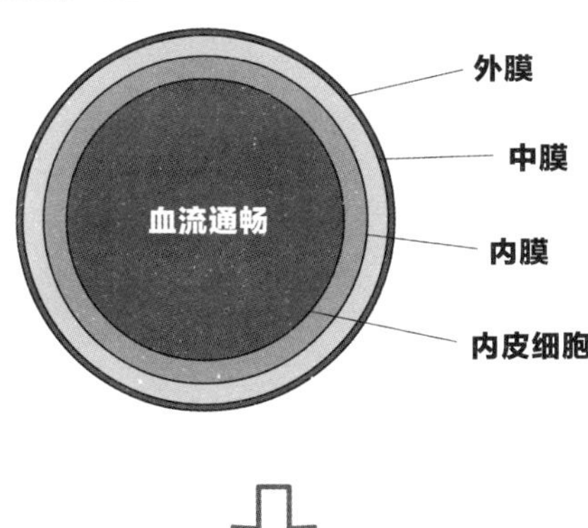

因“三高”引发动脉硬化的血管（横切面）

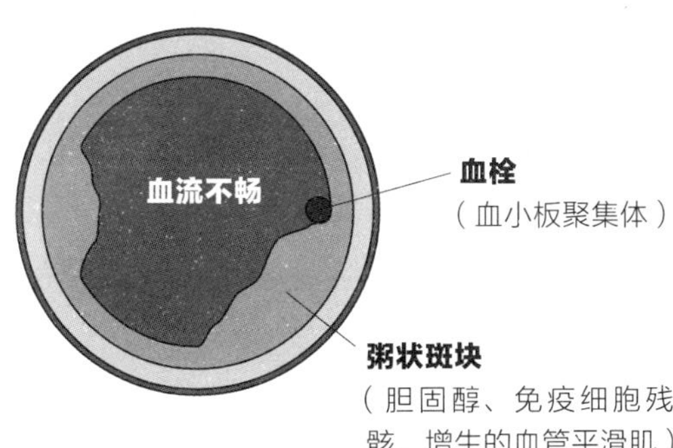

▸ 控制胰岛素是改善“三高”的关键！◂

虽然有自吹自擂之嫌，但我们诊所确实仅凭这套饮食疗法就取得了这样的效果，这到底是为什么呢？下面为大家揭开谜底。

以往的观点将高血压、高血糖、高血脂的发病原因分开来考虑，基本采取各自为战的治疗方法。

但是，**以我多年的临床经验发现，血压、血糖值等三大指标恶化成“三高”状态时，会对一个关键点——胰岛素造成重大影响。**

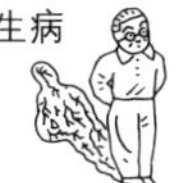

我们的临床病例也表明，只要找到了“胰岛素控制策略”，高血压、高血糖和高血脂就能同时得到改善。

那么为什么“**胰岛素控制策略**”如此关键呢？

这说起来有点专业，胰岛素是胰腺分泌的一种荷尔蒙。我们吃下去的碳水化合物在体内被分解成葡萄糖，胰岛素将葡萄糖通过血液运送至全身细胞。

但是，如果因某种原因，胰岛素无法正常利用血液中的糖分，就会引发糖尿病（糖尿病发病原因之一——**胰岛素抵抗性**）。

我们往往特别关注胰岛素和血糖值的关系，其实，它也对血压和中性脂肪具有重大影响。

如果血液中的胰岛素数值持续偏高的话，保持血管健康不可或缺的一氧化氮（NO）产出量就会下降。一氧化氮不仅使血管保持柔韧性，还会抑制附着在血管内的粥状斑块的产生。如果一氧化氮不足，会导致血压升高。

而且，胰岛素数值偏高，会使掌管人体兴奋的自律神经——交感神经亢奋从而导致血压升高，还会促进使血压升高的脂肪细胞激素（adipocytokine）的分泌（《医学论坛》，2009年2月。美国哈佛大学研究团队通过对1 496人的病例研究，证实了胰岛素数值的高低与脂肪细胞激素的相互关系）。

血液中的胰岛素数值持续偏高，还会造成肝脏中的脂肪过剩而体内脂肪的合成和分解作用减弱，这种相互矛盾的情况正是造成高血脂症的主要原因之一。

加之，高血脂症会使血管内壁生成粥状斑块，易使血压变得越来越高，形成恶性循环。

怎么样，说到这里大家明白了吗？

说到底，“三高”就是高血压、高血糖、高血脂围绕着胰岛素形成**麦比乌斯带**一样的连锁关系。正因如此，对“三高”症状各行其是的进行治疗是无法取得好的效果的。

要想迅速并彻底改善“三高”，使血管摆脱危机，最快、最佳的方式就是控制好引发 “三高”的关键——胰岛素！

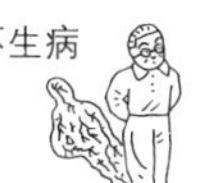

血压、血糖值和中性脂肪均取决于“胰岛素”

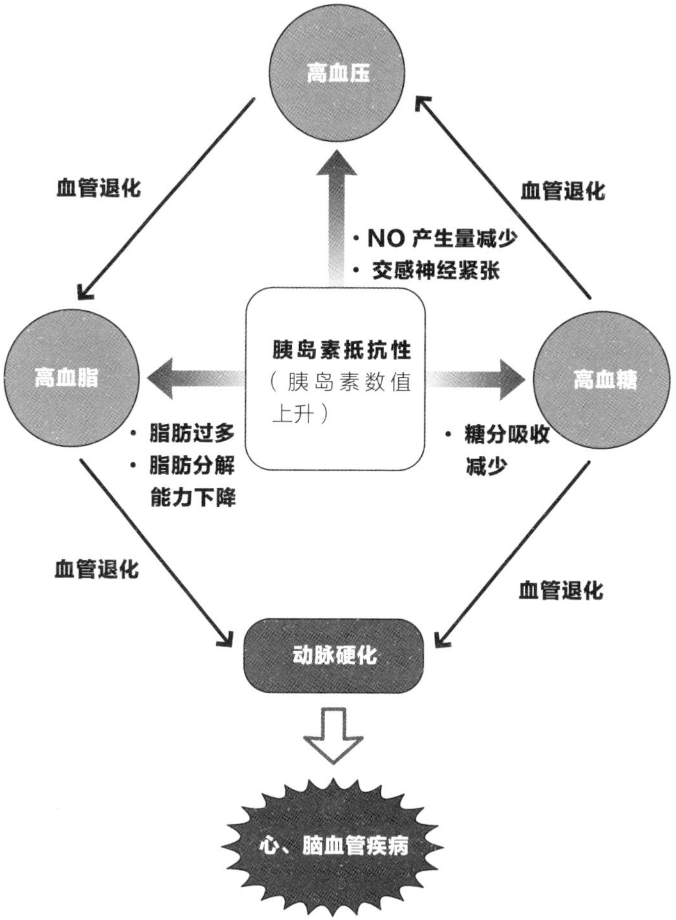

高血压

血管退化

血管退化

· NO 产生量减少
· 交感神经紧张

胰岛素抵抗性
（胰岛素数值上升）

高血脂

高血糖

· 脂肪过多
· 脂肪分解能力下降

· 糖分吸收减少

血管退化

血管退化

动脉硬化

心、脑血管疾病

▸ 为何之前的治疗方法总不奏效？◂

年轻的时候随心所欲地胡吃海喝，也不会对身体健康造成立竿见影的影响。但是过了 40 岁以后，之前暴饮暴食所积累的不良影响就渐露端倪，容易引发高血压、高血脂、高血糖这“三高”了。

一般说来，**男性过了 40 岁、女性过了 50 岁，身体的代谢功能就会下降，容易罹患“三高”**。

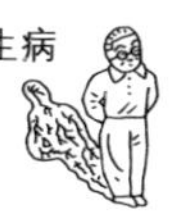

虽然“三高”被称为血管危机，但这三者都与饮食习惯有着莫大的关系。

反之，如果不改变饮食习惯，“三高”也得不到根本性的改善。药物也许能暂时抑制各项指标上升，但无法从根本上改善血管的受损状态，只能治标不治本。

然而，我们经常听到患者抱怨，实用性的饮食疗法不多。

我们的调查显示，以往的糖尿病饮食疗法的坚持率非常低，仅实行了一次的患者占28%，实行了10次以下的占44%。**坚持实行一年的患者仅有28%，不到全体的1/3。**

本来高血压、高血糖、高血脂，就是因为喜欢胡吃海喝高盐、高油的饮食。

这样的人，让他们突然过起少盐少油的清淡饮食生活，肯定接受不了。

况且，如果得了高血压、高血糖、高血脂中的一种还好说，要是得了“三高”，限制就更多了。

比如，高血压一般忌盐，高血糖忌碳水化合物，高血脂忌类脂质、胆固醇和碳水化合物。本来各有各的限制，但是，当这些限制全部叠加于一人身上时，那就完全感受不到吃的乐趣了。

像“这个不能吃”“这个要少吃”的限制，无论多么努力地去遵守，也无法长久地坚持下去，让人感到无奈。

前面提到的糖尿病饮食疗法，坚持不到10次就放弃的人占到一半以上，可能是他们在接受这种饮食疗法指导后就被“简直让人受不了”这样的负面情绪所影响。

事实上，患者确实抱怨多多：“我的指标稍微有点高，应该没事吧”“要是连自己喜欢吃的东西都吃不成，那活着还有什么意义啊”“这样的饮食疗法根本不实用”等等。

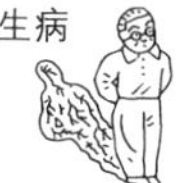

从“满是限制”的饮食变成“开怀畅吃”的饮食

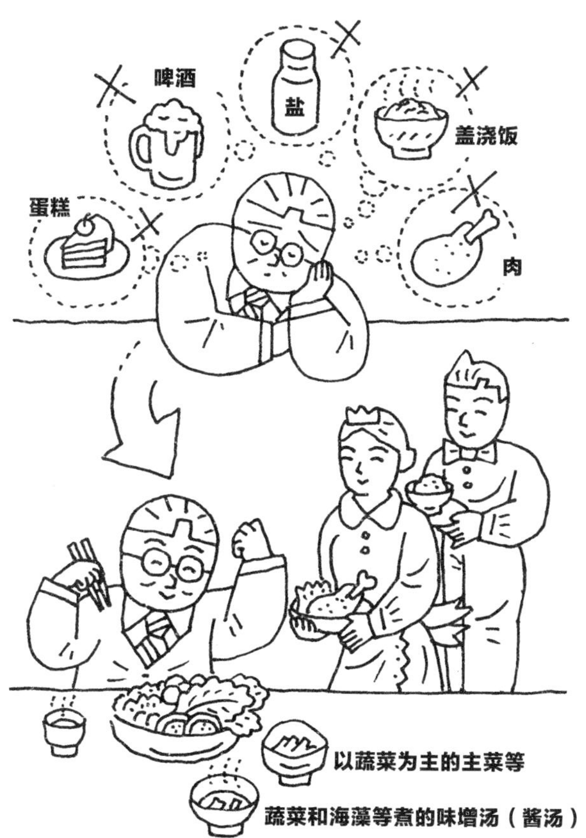

只要按照先吃“蔬菜”，然后“肉和鱼的主菜”，最后“主食”的顺序，便可“开怀畅吃”！

三个月后三高惊人地正常了！

那么，该如何改善三高呢？

我们研究出了一套不设“限制”的饮食疗法——**“饮食顺序疗法”**。

说到底，维持身体健康的是我们每天从食物中摄取的营养物质。但是以往的营养学只是关注哪种食物有益健康、预防疾病少吃脂肪多的肉类等这种“吃什么”的问题。

但是，以往的饮食疗法很少有成功的。所以，我们只好颠覆原来的一些观点。

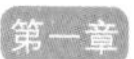

于是，我们**更加关注“怎么吃”这个问题**。

我们构思出的“饮食顺序疗法”用于指导糖尿病患者，坚持率惊人的高，坚持1年以上的占98%，2年以上的占94%。

不仅仅是坚持率高。

血糖值、血压、中性脂肪、LDL胆固醇等引发动脉硬化、破坏血管的疾病指标也都降下来了。

在我们诊所接受治疗的O女士（50岁）实行“饮食顺序疗法”后，“三高”很快治愈。

O女士40多岁时得了糖尿病，后来又同时患上了高血压和高血脂，吃了医院开的药后引发低血糖，所以就停止了去大医院就医。

经人介绍来到我们诊所接受治疗，刚来时饭后2小时血糖值为254mg/dl，最高血压值（收缩压）为179mmHg，LDL胆固醇为178mg/dl，中性脂肪为165mg/dl，所有指标均超标，是地地道道的“三高”状态。

在其本人强烈要求下，停用降血糖药物仅服用处方降压药，同时实行“饮食顺序疗法”。三个月后，饭后2小时的血糖值降到 140mg/dl，LDL 胆固醇降为 110mg/dl，中性脂肪为 126mg/dl，完全都降到了标准值以下。

像这样的效果就可以停止服用降压药了，O 女士感到非常满意。

“饮食顺序疗法”没有诸多限制和勉强，只在当事人力所能及的范围内就可实行。正因如此，各项指标正常以后，继续实行此疗法，会更加促进身体健康。

改变“饮食顺序”后，各项指标完全正常了

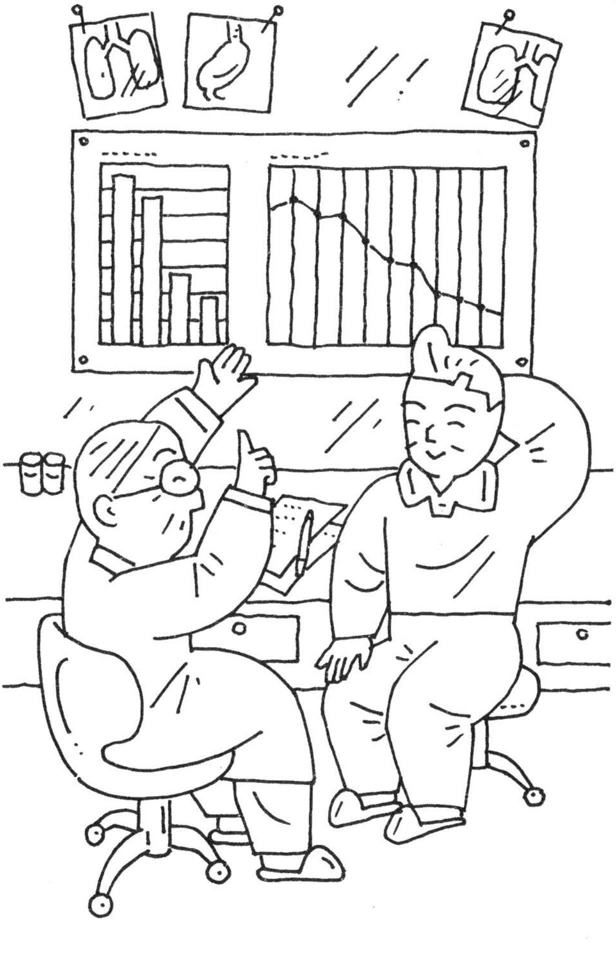

▸“吃什么”不变，只是改变“怎么吃”就有好效果◂

那么，为什么我们的方法不用痛苦的饮食限制、也不用药物控制就可以轻松解决“三高”呢？

其中的秘诀在于能够**迅速控制胰岛素的饮食方法**。

仅关注“吃什么”无法控制胰岛素，但当关注重点转移到“怎么吃”上来时，胰岛素的控制就变得简单了。

这也说明，“饮食顺序疗法”的优点在于虽然简单，但是却抓住了胰岛素的运作机制，所以效果明显。

“什么呀，说到底还不是吃嘛”请不要这么想。**不改变吃**

的东西，仅改变吃的方法。但就是这一点，给数以万计的糖尿病患者以及受高血压、高血脂困扰的患者带来福音，成为他们控制胰岛素、摆脱“三高”困扰的最迅速最有效的方法。

我们的调研数据表明，在现实生活中，吃同样的食物，有的人治好了“三高”，有的人却不行。

那么，到底差别在哪里呢？

看到众多患者重回健康，我们相信，这套饮食疗法不仅对糖尿病有效，对于其他生活习惯病甚至是预防衰老同样有效。希望您也加入到治好“三高”的行列中来。

不必特别做什么，也不必因受限制而无法享受美食，就可以预防和改善“三高”，这就是“饮食顺序疗法”。请大家从今天开始，从下一顿饭开始，务必尝试一下。

关于“饮食顺序疗法”的具体做法，会在之后的章节作详细的介绍。

第二章

〈惊人实例〉

吃一样的东西，为什么会有健康与生病之分？

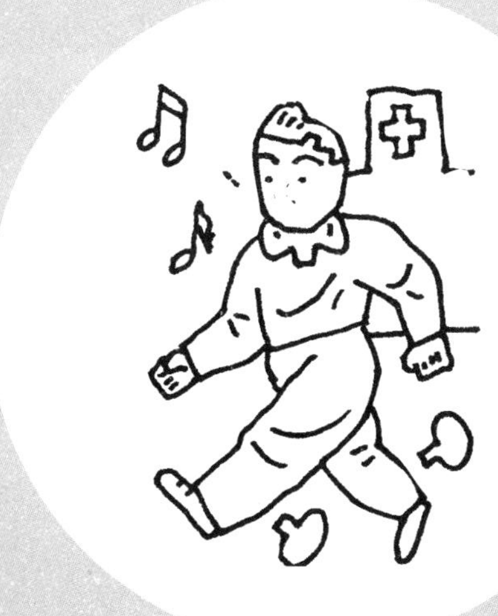

你的“健康之路”从这里开始

在过去的八年间，我们诊所得到了1 000多名患者的协助，实践了“吃饭先吃蔬菜”这一饮食顺序疗法。

下面让我们看其中的一部分病例。

虽说是病例，但并非是仅记录着数值变化而没价值的东西。

从这些数值中，我和工作人员看到的惊人变化以及在诊断期间实际听到的“开心报告”“期待与现实的差距”等，全都是患者们真实的心声。

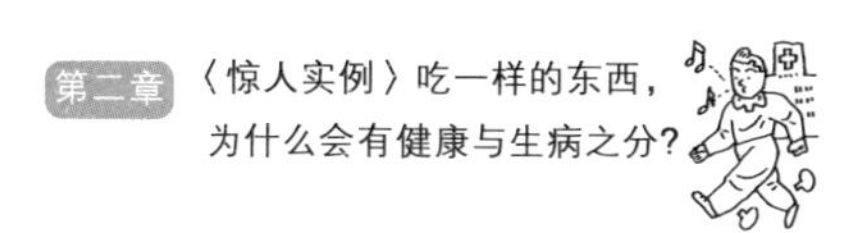

每个患者的血压、血糖值、中性脂肪等指标高低不尽相同，但是对于以往进行药物和饮食疗法不见效的患者，在这里发生了什么变化呢？下面有实际记录。

“指标正常起来了”

“身体好起来了”

“我只是稍微努力了一下，就出现了令人欣喜的效果”

“肥胖、精神不振等身心烦恼都解决了”

……

先了解效果如何，再开始进行“饮食顺序疗法”，会更有动力，事半功倍。

当然，人的体质、身体状况、病情等因人而异，但我们认为，“饮食顺序疗法”会给您的健康之路指明方向。

〈实例 1〉（K 女士，54 岁）

▸我做到了！不吃药也能恢复正常指标，并且成功减肥 18 公斤◂

在单位的体检中，我多次被诊断出“血糖值偏高”，但是一点特别症状也没有，所以几年来也没有特地接受什么治疗。

但是，最近总感觉“身体乏力、易疲劳”。我开始担心自己的身体，所以来到梶山医生的诊所接受治疗。接受血液检查发现，空腹血糖值为 142mg/dl，HbA1c 为 8.6%，LDL 胆固醇为 178mg/dl，各项指标相当高（空腹血糖值 110mg/dl 以下，HbA1c6.2% 以下，LDL 胆固醇 140mg/dl 以下为正常值）。

并且，当时我身高 154 公分，体重却有 82.2 公斤，属于明显的肥胖体型。

回想当时的饮食，食用蔬菜的量非常少，却每餐必多添一碗米饭。而且，特别喜欢吃甜食。这样的饮食，得高血糖、高血脂也就不足为奇了吧！

其实，我父亲就患有糖尿病和脑梗塞。梶山医生告诉我："如果继续那样的饮食生活而不加改善的话，有引发脑梗塞的危险啊。"这样看来，我遗传父亲脑梗塞的风险似乎也相当高。

虽然觉得繁琐的饮食疗法对我没用，但听说"只需要改变一下饮食顺序""只不过先吃蔬菜而已"，我想说不定自己可以做的到。抱着这样的想法，我开始尝试"饮食顺序疗法"。

我的做法非常简单。**吃饭时，先将准备好的两盘蔬菜料理吃光，然后开始吃肉或鱼等主菜，最后再吃主食**。仅此而已。让我吃惊的是，这样改变了吃的顺序以后，原本特别喜欢吃米饭的我，吃到最后已经有很强的饱腹感了，所以吃米饭的量自然就减少了一半。一向贪吃的我，对于控制饮食什么的最有压力了。但是，实行"饮食顺序疗法"后，除了稍微控制一下零食之外，吃的东西几乎没有受到限制，所以我非常轻松就做到了。

就这样，坚持实行“饮食顺序疗法”半年以后，在停止服药的前提下，空腹血糖值降到了104mg/dl，传说中很难下降的HbA1c也降到了6.2%，LDL胆固醇为105mg/dl，各项指标都得到了改善。体重也减到了68.4公斤。

仅半年时间，体重减轻了18公斤，我和家人都感到非常惊讶。以前我只能穿腰间是松紧带的裙子，现在却能轻松穿得下腰间系扣的裙子。公司上下都称赞我“变苗条了呀”。

无需吃药就能改善“三高”，不必再过于担心引发脑梗塞，并且感觉身体也变年轻了……真是好处多得说不完。

【医生如是说】

糖尿病初期没有任何症状。K女士也是感觉不到任何不适，所以即使被诊断出了糖尿病她也没放在心上。

原本，K女士的饮食生活就存在问题，她特别喜欢吃米饭而几乎不吃蔬菜，所以她感觉以前的饮食疗法太麻烦而坚持不下去也是正常的。

她来我们诊所接受治疗，在向她介绍完“饮食顺序疗法”后，她想：“只需要改变饮食顺序的话，我应该能做到！”

于是，她马上就开始实践起来。饮食内容跟以前完全一样，但是在饭前她必定准备好两盘蔬菜料理。如果只准备一盘蔬菜料理的话，吃起来很快，且很容易吃腻，而两盘蔬菜料理因口味不同所以更容易坚持下来，这也是她坚持下来的一个小秘诀。

改变饮食顺序，按照“蔬菜→主菜”的顺序来吃，轮到吃米饭的时候，肚子就已经差不多饱了，即使再喜欢吃米饭，K女士也吃不了多少米饭了。这样一来，高血糖、高血脂得到了改善，体重也降下来了。

如果我一开始要求她“请少吃主食”，她会感到压力很大。但如果先吃蔬菜的话，吃主食的时候就会有很强的饱腹感，主食的量自然就减少了。所以，她能毫无压力地坚持下来。

〈实例 2〉（N 先生，72 岁）

▸ 再也不用担心糖尿病、高血脂、脑梗塞复发，就连血管也变年轻了！◂

四年前我得了脑梗塞，留下了后遗症，还并发糖尿病和高血脂。

我去医院就诊，医生给开了降血糖的处方药，指标暂时得到了改善。我不再担心，于是就停止了服药。当时，我还实行了利用食物替换表来限制热量的饮食疗法，但是没有坚持下来。

另一方面，停止服药并且放弃了饮食疗法后，我也非常担心这样放任高血糖等病症不管，脑梗塞会再次复发。在听说了梶山医生倡导的“饮食顺序疗法”后，我很感兴趣，于是就来到他的诊所咨询。

我刚来就诊时，空腹时血糖值为140mg/dl（正常值为110mg/dl以下），HbA1c为7.6%（正常值为6.2%以下），LDL胆固醇为175mg/dl（正常值为140mg/dl以下），显示动脉硬化程度的血管壁厚度为1.20毫米，各项指标均超过正常值（血管壁厚度超过1.0毫米即视为动脉硬化）。很显然这种状态下，病情极有可能复发。

我和太太一起听了“饮食顺序疗法”的介绍以后，立即就开始实行起来。

我太太负责管理我的饮食。

为防止我吃腻，我太太又是凉拌又是清蒸，变着花样给我做各种蔬菜料理。并且，吃饭的时候，我太太一开始并不把所有的饭菜都上齐。她先给我端上蔬菜料理，等我全部吃光了才给我拿来主菜，最后再给我上米饭。多亏她的精心安排，我真正实践了“蔬菜”→“主菜”→“主食”的饮食顺序。

虽然一直被告诫要少喝酒，但是对我来说，晚上喝上一杯已经是改不掉的习惯了。如果完全忌酒，对我来说会感到压力很大。于是，我改成就着主菜喝一两杯啤酒，也能享受到小酌的乐趣。我觉得只要改变喝酒的方式，可以不用完全忌酒，这也是“饮食顺序疗法”的一大优点。

不过有一点让我感到为难，就是明明知道细嚼慢咽地吃饭最好，但由于我常年养成了吃饭速度快的习惯，怎么也改不了。不过，我还是有意识地尽量放慢速度、细嚼慢咽。

半年后，我的各项指标出现了惊人的变化。

空腹血糖值为100mg/dl，HbA1c为6.0%，LDL胆固醇为130mg/dl，全都降到了正常值以内。而且，显示动脉硬化程度的血管壁厚度降到了1.04毫米。不依赖药物，仅靠改变饮食顺序，就连血管都变得年轻了，简直不可思议。

我妻子也替我感到高兴。

多亏了“饮食顺序疗法”，我不用再担心病情复发，每天过着充实快乐的生活。今后，我还要继续实行“饮食顺序疗法”。

【医生如是说】

N 先生患有糖尿病和高血脂，而且还并发脑梗塞，身心备受折磨。他之前的主治医生建议他使用食品替换表来限制热量，但他没有坚持下来。

来我们诊所就诊时，做了颈动脉超声波扫描（头部血管的超声波检查。能了解动脉硬化的程度），检查结果显示，动脉硬化正在恶化，随时可能复发脑梗塞。

根据 N 先生的情况，他在太太的帮助下开始实行“饮食顺序疗法”。N 先生吃不下生的蔬菜，于是就吃蒸蔬菜。而且他的太太在上菜方式上也下了工夫。一开始并不把所有的饭菜都端上桌，而是先让他吃完蔬菜料理，然后才端上主菜，吃完后再端上主食。

这样分别上菜的方式，不仅可以保证 N 先生先吃完蔬菜，而且无形中也使他放慢了吃饭的速度。原本吃饭速度很快的 N 先生，也能做到细嚼慢咽了。现在，N 先生的血糖值、LDL 胆固醇值都下降了，动脉硬化得到了改善，每天过着健康而又充实的生活。

〈实例3〉（O女士，57岁）

▸ 只用了三个月就治好了十年来的“三高”，连降压药都扔了！◂

我在45岁以后被诊断出了糖尿病。

我还并发了高血压、高血脂，医院给开了降血糖的处方药。但是服药后出现手抖动等低血糖症状，因为担心，所以就停止了服药。之后，也不大去医院就诊了。

我听朋友说，他在梶山医生的诊所接受饮食指导，于是，我也开始接触并实行了“饮食顺序疗法”。之前，我对自己的高血糖、高血压、高血脂这“三高”没有采取什么治疗措施，但随着年龄的增长，我开始担心起来。于是，我在2011年

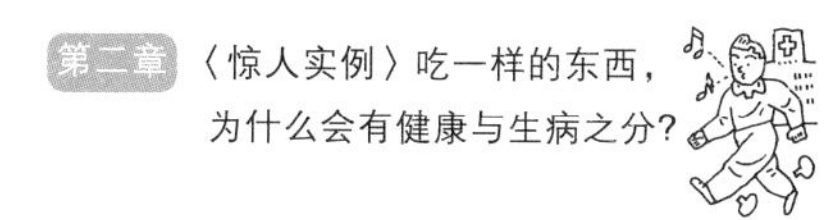

3 月来到诊所就诊。

我当时接受检查时，饭后两小时血糖值为 254mg/dl（正常值为 140mg/dl 以下），最高血压为 179mmHg（正常值为 140 mmHg 以下），LDL 胆固醇为 178mg/dl （正常值为 140mg/dl 以下），中性脂肪 165mg/dl（正常值为 40 ~ 149mg/dl 之间），各项指标均高于正常值，是地地道道的“三高”。

虽然我的血糖值偏高，但医生考虑到我过去服药引发低血糖的经历，所以一开始并没有给我开降糖类药物，而只给我开了降压药。就这样，我开始了“饮食顺序疗法”。

我的“饮食顺序疗法”极其简单。

我按照医生的指导，**在三餐之前先吃一根原本就很喜欢吃的黄瓜和一个西红柿**。当然也并不是每次两者都吃，根据情况，有时只吃黄瓜，有时只吃西红柿。然后我再吃其他蔬菜，然后吃主菜，最后吃米饭等碳水化合物。我按照这样的顺序来吃每一顿饭。

在外面吃饭的时候，吃之前我尽量先喝一杯蔬菜汁。点菜也避开拉面、盖浇饭等，尽量选择烤鱼等健康的食物。实在想吃面的话，我就选择膳食纤维较多的野菜荞麦面。

我在自己的能力范围内尽量坚持“饮食顺序疗法”。就这样，三个月后的六月份，饭后两小时血糖值降到140mg/dl，LDL胆固醇为110mg/dl，中性脂肪126mg/dl，各项指标基本都降到了正常值范围内。血压也降到了正常值以内，停止了服药。

患“三高”将近十年的我，仅仅改变了饮食的顺序，就发生了如此巨大的变化。身体状况得到了好转，身心变得轻松起来。

好久不见的老朋友见到我都说：“你最近变年轻了呀！”，听他们这么说，感觉真不错。

吃饭时先吃蔬菜，到现在已经成为我的一种饮食习惯了。虽然我的指标得到了改善，但为了保持身体健康和年轻的状态，我还会继续坚持“饮食顺序疗法”。

【医生如是说】

O女士被诊断为糖尿病后，医生接着给她开了口服降糖药

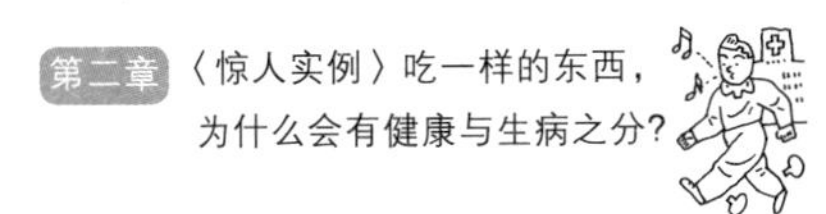

物。这些药物引发了低血糖，使O女士对治疗失去了信任。

但是，身体处于“三高”状态而置之不管的话，O女士也是惴惴不安。于是，她来我们诊所就诊。

检查结果显示，O女士是地地道道的“三高”患者。但鉴于她之前有过药物引发低血糖的经历，所以我为她制定了降压药加食疗的治疗方案。

O女士的“饮食顺序疗法”有其独特之处。

她充分利用原本就爱吃的黄瓜和西红柿，在外吃饭时也必定喝一杯蔬菜汁。

像O女士这样，结合自己的生活习惯，顺其自然地实行“饮食顺序疗法”，这正是她能长久坚持的秘诀吧。

〈实例 4〉（I 先生，34 岁）

▸ 才 30 出头就患“三高”还整天在外吃饭的我，指标一下子降下来了！◂

三年前体检的时候，医生说我可能得了高血压、糖尿病和高血脂。于是，我开始去医院接受治疗。一开始没有服药，只是接受营养指导，希望通过改善饮食生活缓解病情。但是，当时的营养指导严格限制热量的摄入，实行起来很困难。

我从事业务性工作，因在外洽谈、接待应酬等经常在外面吃饭。别说计算热量，就连限制热量都很难做到。如果据实告诉医生又会被责怪，所以我在提交给医院的报告中写的每天进食量都要比实际少些。

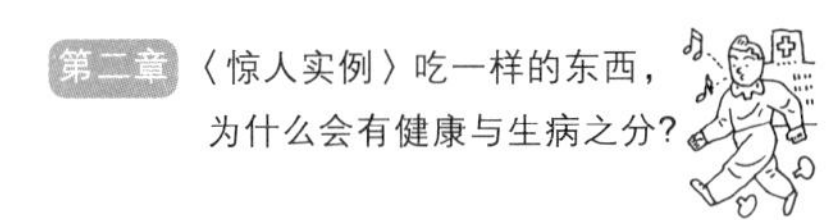

总是这样弄虚作假，指标当然降不下来。渐渐地，我也就不去医院了。

就在那时，我从朋友那里听说了“饮食顺序疗法”，就在去年的 1 月份来到梶山医生的诊所就诊。

当时检查的结果是，最高血压为 140mmHg（正常值为 140 mmHg 以下），最低血压 104mmHg（正常值为 90 mmHg 以下），空腹时血糖值为 129mg/dl（正常值为 110mg/dl），HbA1c 为 6.8%（正常值为 6.2% 以下），LDL 胆固醇为 189mg/dl（正常值为 140mg/dl 以下），中性脂肪 196mg/dl（正常值为 40 ~ 149mg/dl），所有指标均超过正常值。

而且，我当时的体重为 91 公斤（身高 179 公分），虽然和学生时代一样，但明显感觉身体比以前容易疲劳了。

因为工作的原因，我吃饭很不规律，所以一直担心饮食疗法会不适合我。但是听完医生的介绍后，得知“只需要改变饮食顺序”即可，我想说不定我也能做到。于是，从诊所回来的当天，我就立即开始了“饮食顺序疗法”

我的做法是，**在外面吃饭的时候必点蔬菜沙拉**，并先将其吃光。然后我再吃主菜，最后才吃点米饭等碳水化合物。

就这样，不到 1 个月的时间，我的体重就一公斤、两公斤地减轻，我大受鼓舞。从第三个月开始，我便开始骑自行车上下班。

实行饮食疗法和运动后的效果如何呢？ 7 个月后的 8 月份，我又去诊所检查。这时的体重已经变成了 76 公斤，整整减掉了 15 公斤。最高血压为 128mmHg，最低血压 80mmHg，空腹血糖值为 122mg/dl，HbA1c 为 6.0%，LDL 胆固醇为 106mg/dl，中性脂肪 80mg/dl，各项指标迅速下降，安全有效地改善了“三高”状态。

才三十多岁就一直患有“三高”，原本一想到这一点我就感到浑身发麻。但接触了“饮食顺序疗法”后，我今后的健康之路看到了希望。为了能够全身心投入忙碌但喜欢的工作，我决定今后继续坚持第一口先吃蔬菜的“饮食顺序疗法”。

【医生如是说】

I 先生年纪轻轻就得了高血压、糖尿病、高血脂这“三高”

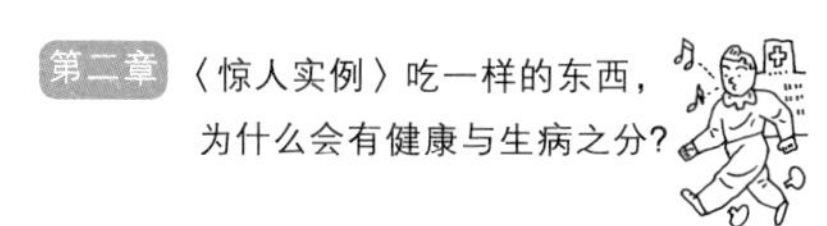

症。起初他接受了利用食品替换表控制热量的饮食疗法，但从事业务性工作老在外面吃饭的他，没有坚持下来。

多数的医疗机构总是把饮食疗法失败的责任推到患者身上，说他们“患者没有严格遵守”“患者的意志不够坚定”。忍受不了这种饮食疗法的I先生，甚至做出虚假的饮食记录提交给医院。

虽然觉得可悲，但这就是现实。

当然，这样做，各项指标得不到改善也在情理之中了。

来到我们诊所就诊，I先生的态度来了个180度大转弯。听了我对“饮食顺序疗法”的说明后，他问道：“这样就可以吗？”“这么简单就能使血糖降下来吗？”，一副跃跃欲试的样子回去准备了。

之后，I先生一点也没改变饮食内容，仅仅将他的“饮食顺序”做了改变，基本过着与以前相同的饮食生活。就这样，他的血压、血糖、类脂质等慢慢得到了改善，体重也眼见着往下减，他的干劲更充足了。他除了在外面吃饭时必点蔬菜沙拉，还改成骑自行车上下班，做了各种努力，各项指标很快恢复了正常。

I先生只是稍微花了点心思，就在短时间内从“三高”状态中解脱了出来。

〈实例 5〉（T 女士，56 岁）

消除了慢性疲劳的根源，中性脂肪也下降了 400mg/dl！

大概从 5 年前开始，我感觉身体变得很乏。开始我以为可能是更年期就没放在心上，但是一直不见好转。索性去附近的医院检查，发现得了高血脂。于是就开始依靠药物治疗，但因为工作繁忙没时间按时去医院，所以治疗也就半途而废了。

去年 3 月份，我来梶山医生的诊所体检的时候，LDL 胆固醇为 173mg/dl（正常值为 140mg/dl 以下），中性脂肪竟然是 560mg/dl，超过正常值 400mg/dl 多。血糖值也偏高，我被诊断为高血脂恶化还并发轻度的糖尿病。

医生马上对我进行了指导治疗，但因为工作的关系，我不能按时去医院拿药。

与医生商量之后，决定先不用药物治疗，先进行“饮食顺序疗法”看看情况如何。

一开始我担心饮食疗法太麻烦自己坚持不下来，但是听了实际的说明以后，发现没有复杂的热量计算，我觉得自己应该能做到。说是只要改变饮食顺序就能好起来，所以我立即开始实行起来。

我的“饮食顺序疗法”非常简单。

首先，**在冰箱里要常备黄瓜、白萝卜、胡萝卜等的蔬菜棒和小西红柿**。在吃饭之前或者肚子饿的时候一定要先吃点这些蔬菜。另外，提前备好的萝卜沙拉也是我的一大法宝。

我经常使用微波炉将蔬菜加热，能很快做好蒸蔬菜，非常方便。我既吃卷心菜等叶菜也吃萝卜等根茎类蔬菜，所以不会吃腻。

就这样，先吃光蔬菜，再吃主菜，最后再吃米饭。至于米饭，我**并不事先盛满一碗，而是吃完主菜后，根据自己还能吃**

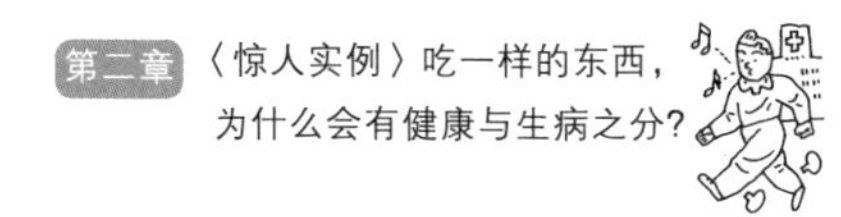

进去的量现盛饭。

这样一来，吃饭的量也就比平时减少了不少。

实行“饮食顺序疗法”，整体吃的饭量有所减少，但由于细嚼慢咽地吃，反而比以前的吃法更能感觉到饱腹感。

而且，每次在外面吃饭，我都会在饭前喝一杯西红柿汁或者蔬菜汁。

实行“饮食顺序疗法”11个月后的第二年的2月，我再次来到梶山医生的诊所复查。LDL胆固醇降为142mg/dl，当初高得离谱的中性脂肪也降到了166mg/dl，基本都接近正常值了。不知不觉中，身体的疲乏感也完全消失了。

由于我的血糖值比正常值还高一点，所以，我今后还要继续实行无需复杂热量计算的“饮食顺序疗法”。

【医生如是说】

T女士患有高血脂和轻度糖尿病。虽然大部分医生都会给高血脂患者开具降脂药物，但是我们诊所还是根据T女士的情况，先指导她进行“饮食顺序疗法”。

T 女士原本就很喜欢吃蔬菜，这一点是非常好的。

她充分利用黄瓜、白萝卜、胡萝卜等的蔬菜棒和西红柿，作为饭前和两餐之间稍饿时候的充饥之物，借此消除饥饿感。

并且，她经常准备好足量的萝卜沙拉（常备菜）以便随时取用，这一点也做得很好。

她在外面吃饭的时候，餐前喝一杯西红柿汁或者蔬菜汁，这也是非常有效的。

T 女士的做法非常好，她的饮食安排非常理想，甚至可以说是“饮食顺序疗法”的范本。

当然，有了这样的努力和付出，结果也就不言而喻了。

〈实例 6〉

▶ 大阪府立大学“改变饮食顺序”实验报告 ◀

大阪府立大学进行了一项备受关注的研究。他们在大阪府羽曳野市举办了糖尿病预防培训班，对患者进行“饮食顺序疗法”指导。

这项研究以 50 名糖尿病前期患者为对象，通过每月一次的烹饪实习、健康便当试吃等活动，开展了持续 6 个月的“饮食顺序疗法”的实践指导。

结果令人大吃一惊。

平均来讲，研究对象的总胆固醇从 234mg/dl 下降到 220mg/

dl，LDL 胆固醇从 143 mg/dl 下降到 126mg/dl，中性脂肪从 144mg/dl 下降到 112mg/dl，空腹血糖值从 100mg/dl 下降到 96mg/dl，HbA1c 从 5.7% 下降到 5.3%，并且，**由体重 ÷ 身高计算出的体重（体格）指标“BMI”**的值也从 23.6 下降为 22.5，改善效果很明显。

通过实际操作边烹饪边学习，食用自己制作的健康料理等方式，让患者熟悉并爱上“饮食顺序疗法”的做法，可以提高他们的执行力，取得良好效果。

从实验结束后的问卷调查发现，实验对象都发生了“蔬菜摄取量增加，米饭和面包等主食的量减少，零食数量减少”的变化。

据统计，实验对象参加培训前碳水化合物的摄入量为日均 290 克，培训结束 6 个月后下降为日均 242 克。

此外，谈到参加实验的感想时，几乎没有人反映出“需要忍耐，很勉强，做不来”等负面情绪，基本都是“**很自然地就坚持了下来，蔬菜的食用量变大了，没有压力**”等肯定性的意见。

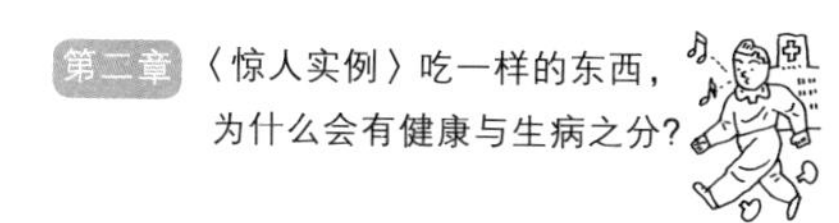

没有压力而易于坚持下去，这一点也是“饮食顺序疗法”的一大优点。

这项实验报告显示，“饮食顺序疗法”是一项随时随地谁都可以坚持下来，既可防病又可防衰老的理想饮食疗法。

改变“饮食顺序”——仅凭这点就可以改善指标

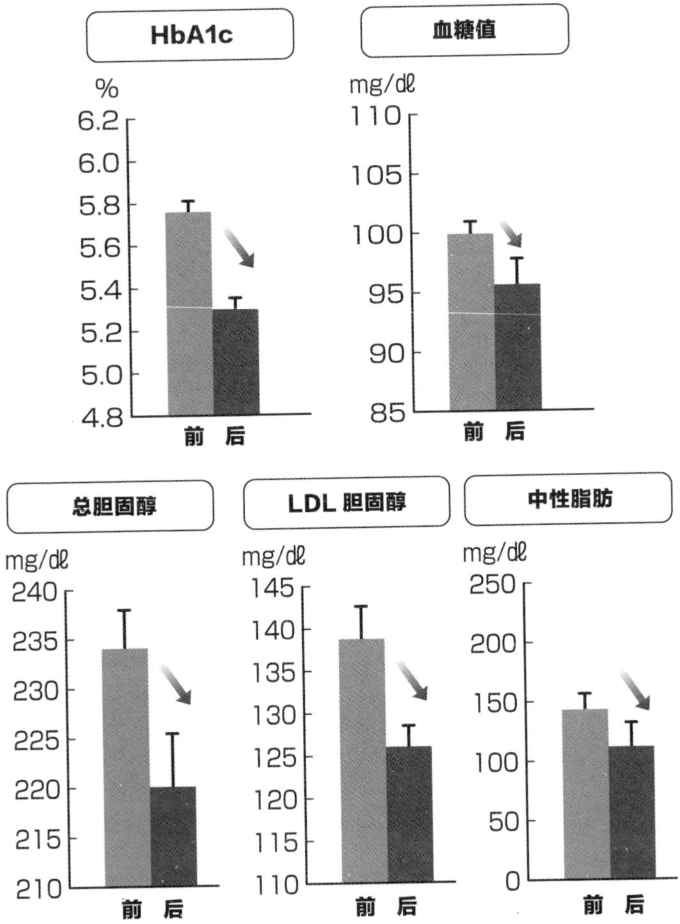

HbA1c

%

6.2 6.0 5.8 5.6 5.4 5.2 5.0 4.8

前 后

血糖值

mg/dℓ

110 105 100 95 90 85

前 后

总胆固醇

mg/dℓ

240 235 230 225 220 215 210

前 后

LDL 胆固醇

mg/dℓ

145 140 135 130 125 120 115 110

前 后

中性脂肪

mg/dℓ

250 200 150 100 50 0

前 后

第三章

只要做到先吃蔬菜，各种“三高”症状全扫光

想吃就吃，无需节食

如果一个人得了高血压、高血糖、高血脂，在进行药物治疗的同时，饮食和运动也被严格控制。

虽然病情不同，控制程度不一样，但对于患者来说，将“饮食疗法”贯彻到底是一件非常困难的事情。

比如，日本糖尿病学会推荐的糖尿病饮食疗法中有张“食物替换表”，将食物归为四大类，分配在六张表上，以 80 大卡为一个单位，每天从四大类别中选择食物，兼顾热量和营养的需求。但是计算着卡路里安排每日食谱是一件很困难的事。

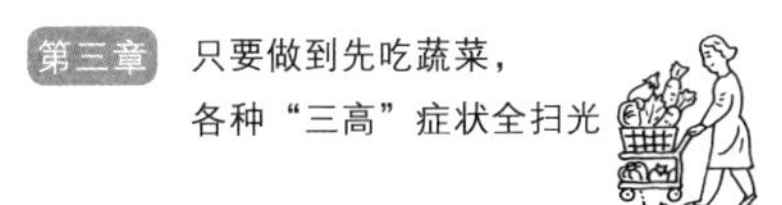

实际上，患者们对这样的“饮食疗法”多有不满：“计算起卡路里来好麻烦，坚持不下来啊”“忍不住想吃”。这样那样做不到的理由很多，其中，甚至有这样的声音：“如果这样被限制来限制去，还不如不治病了呢！”

对于血糖高的人来说，本来就特别贪吃，因此，对于他们各种被限制的痛苦，我们可想而知。并且，从吃中获得美味的享受原本也是我们生而为人的一大乐趣。

经历了无数次的失败与尝试，我们终于构思出了一套“改变顺序饮食疗法”。通过改变吃饭的顺序，防止血糖值急剧上升，并且可以高效利用有限分泌的胰岛素。

像第一章中所介绍的，**实行“改变顺序饮食疗法”，一年以后的坚持率是98%， HbA1c下降的患者占97%，可以说几乎全员能够长期坚持，且有惊人的改善效果。**

这样的效果正是归功于这种几乎没有复杂限制，仅是改变饮食顺序的零压力方法。

▸ 为什么吃医院的饭菜，血糖值依然升高？◂

我们开始关注“饮食顺序”，是10年前的事情了。

那时，我们在就职的医院调查住院患者的血糖值发现，尽管患者被严格控制饮食，仅食用医院提供的糖尿病专用食物，但饭后血糖值依然升高。

为什么会这样？通过调查发现，引起血糖值升高的元凶是饭后食用的水果。水果中不仅含有使血糖值缓慢上升的果糖，还含有大量导致血糖值急剧升高的葡萄糖和蔗糖。

在以往的饮食疗法中，为了使患者摄取维生素和矿物质，

改善高血压、高血糖、高血脂

改善高血压、高血糖、
高血脂
变瘦
变年轻
精力充沛
身体不易疲劳

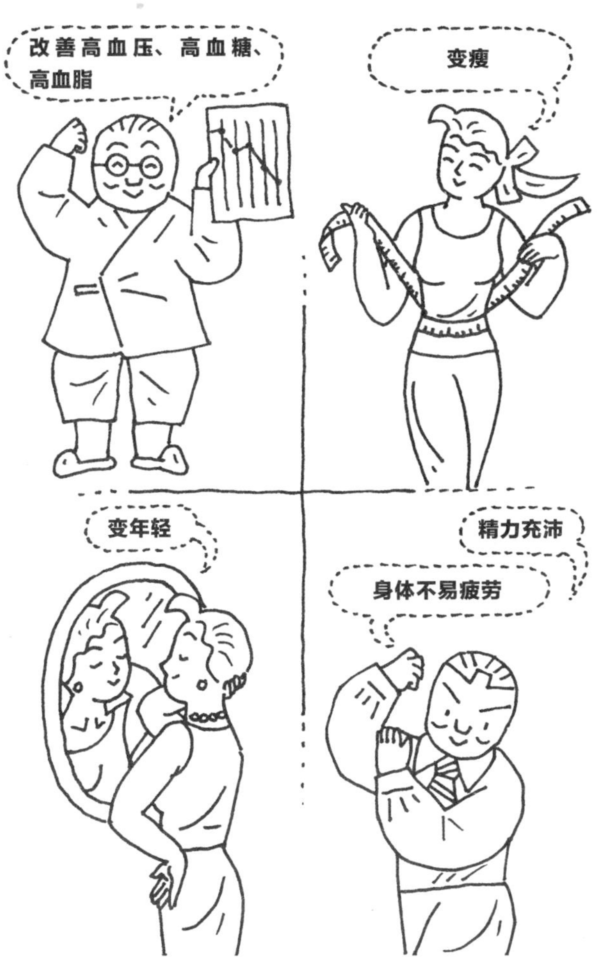

必定会建议食用水果。的确，生吃水果可以使人体有效吸收维生素和矿物质。很多人认为，只要不超过限制的热量，多吃水果也无妨。

但是，水果中含有会引起血糖值升高的物质，糖尿病患者还是要尽量避免食用。

“吃什么能导致血糖值上升”“不吃什么能预防血糖值上升”的想法，正是以热量计算为中心的饮食疗法的缺点所在。

当面对新的现实时，我们意识到仅仅重视热量限制的饮食疗法是不够的。

为了预防生活习惯病，一直以来的营养指导都会主张让人们多吃蔬菜。这是因为，**蔬菜中的膳食纤维可以减缓肠道吸收糖分和脂肪，并且促进多余胆固醇排出体外**。

膳食纤维还有很多其他作用，比如在促进肠道内多余胆固醇排出的同时促进肠道蠕动以改善便秘、使人容易获得饱腹感而不会吃过量等。

但是，很多情况下，即使拼命食用好处多多的蔬菜，胆固醇排出、便秘改善等具体的效果也很难看得到。

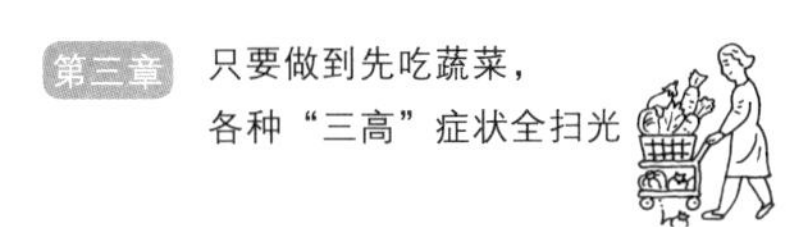

比如，对于不得不每天在外面吃饭的人来说，即使拼命地吃蔬菜也感觉不到所谓的那么多的效果。

问题出在哪里呢？

营养指导手册中虽然提倡多吃蔬菜，但对于何时吃蔬菜却是只字未提。既然蔬菜中的膳食纤维可以减缓肠道吸收糖分和脂肪，那么是不是蔬菜要在糖分和脂肪入口之前先进入我们的腹中呢？如果主食中的糖分和脂肪在蔬菜之前就被吸收了，那么吃蔬菜还有什么意义呢？

带着这些显而易见的疑问，我们尝试着指导患者——**吃饭时第一口先吃蔬菜**。

随后，出现了令人惊奇的效果。**患者反馈源源不断：“血糖值下降了！”“中性脂肪减少甚至体重都减轻了！”**

收到有效反馈后我们在患者的支持下，对“吃饭先吃蔬菜最后吃碳水化合物到底有什么效果”这一课题进行了实际调查。

调查结果见下页图表。

“先吃蔬菜”和“先吃米饭”的差别

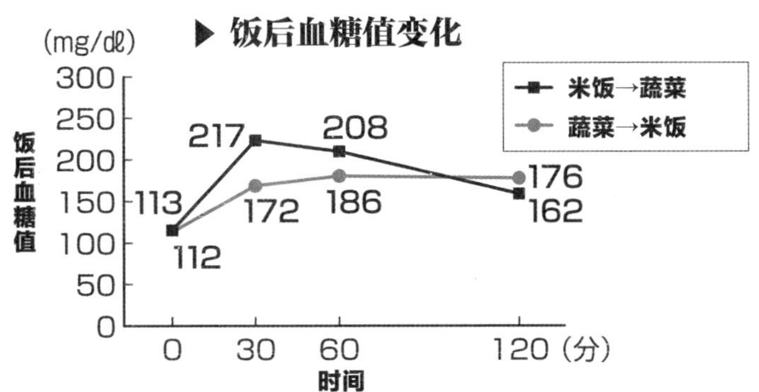

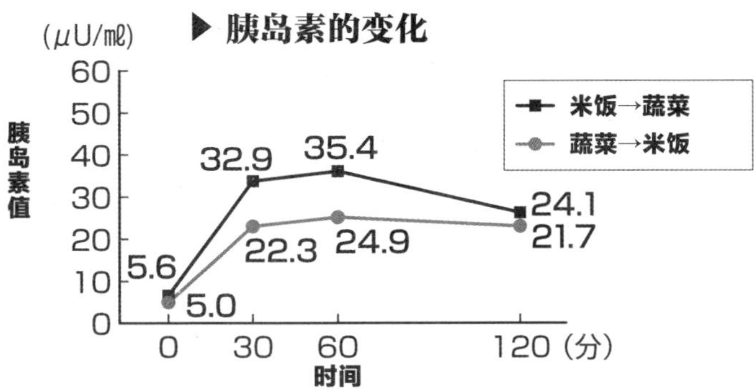

（今井、梶山等人 糖尿病 53:112-115，2010）

数据表明，饭后血糖值和胰岛素在“先吃米饭”时急剧上升！

（15 名糖尿病患者食用 150 克米饭和蔬菜沙拉，分别测量改变食用顺序前后的血糖值和胰岛素数值变化并取其平均值。）

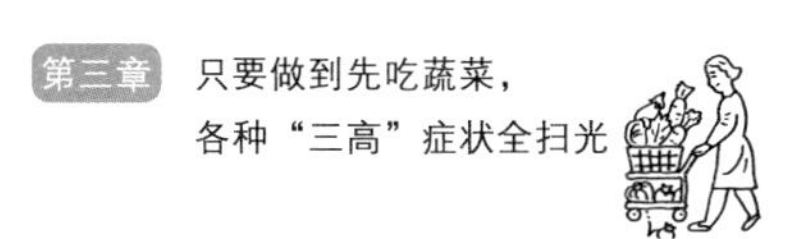

实验采用150克米饭（接近一碗）和蔬菜沙拉的组合，图表显示的分别是变换食用顺序后测量的不同结果（被测试者15人）。

从图中我们可以看出，“蔬菜→米饭”的食用顺序与“米饭→蔬菜”相比，血糖值升高的趋势要缓慢。

同时可以看出，先吃蔬菜可以高效利用有限分泌的胰岛素。对于缺乏胰岛素的糖尿病患者来说，胰岛素分泌不足的情况下血糖值不升高是非常有益的。

之后的研究也表明，先吃蔬菜可以在碳水化合物进入小肠时，加速消化道荷尔蒙——肠促胰岛素（incretin）的分泌，而肠促胰岛素可以促进胰岛素的分泌。

▸ 经过两年半的跟踪调查证实有效改善“三高”◂

我们的实验数据已经证明了“饮食顺序疗法”的效果。但为了进一步证实这种饮食疗法的真实有效性，我们在实验数据的基础上又进行了两年半的追踪调查。

我们将患者分为两组，一组由196名实行“饮食顺序疗法”的糖尿病患者组成，另一组是137名没有实行此饮食疗法的糖尿病患者，分别调查研究他们的血糖值变化情况。

结果显示，实行“饮食顺序疗法”的这一组，不仅是糖尿病判断基准之一的HbA1c，连血压、总胆固醇、中性脂肪、

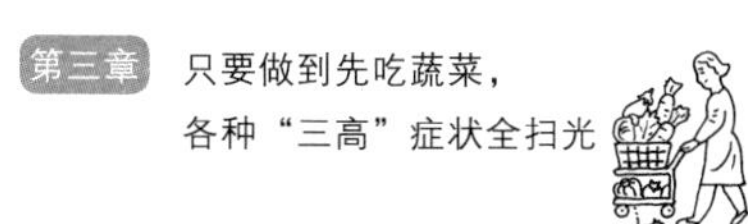

体重等都得到了改善。也就是说，调查显示，**只需要先吃蔬菜，就可以降低引发心脏疾病、脑血管疾病等生活习惯病的风险**。“饮食顺序疗法”不仅可以改善血糖值，甚至可以说是“三高”的救星。

改变“饮食顺序”的人与未改变的人 两年半的数值变化

▶ 改变“饮食顺序”的人（196 人）

	开始时	1 年后	2 年半后
BMI	24.2	24.1	22.9
最高血压（mmHg）	132	125	127
最低血压（mmHg）	76	72	71
总胆固醇（mg/dl）	215	202	200
LDL 胆固醇（mg/dl）	131	121	117
HDL 胆固醇（mg/dl）	58	59	60
中性脂肪（mg/dl）	142	132	127
HbA1c（%）	8.2	7.2	7.1

▶ 未改变“饮食顺序”的人（137 人）

	开始时	1 年后	2 年半后
BMI	24.2	24.4	23.6
最高血压（mmHg）	138	128	127
最低血压（mmHg）	75	70	70
总胆固醇（mg/dl）	210	201	195
LDL 胆固醇（mg/dl）	124	117	113
HDL 胆固醇（mg/dl）	57	57	55
中性脂肪（mg/dl）	140	153	148
HbA1c（%）	7.8	7.9	7.7

（今井、梶山等，日本营养师协会杂志，53:16-23，2010）

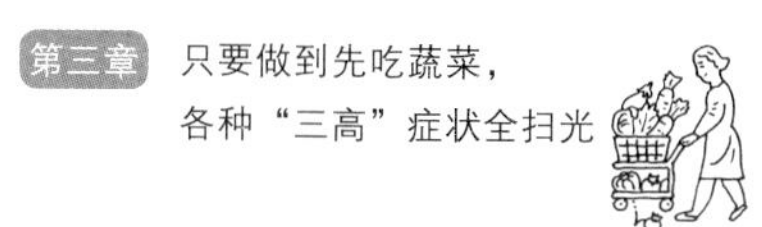

比“吃什么”更重要的是“饮食顺序”

前面介绍了“饮食顺序疗法”是一种随时随地都可以开始实行的简单的饮食疗法。其中“先吃蔬菜”是最重要的要领，但是如果按照下面①到④的要领进行的话，效果会更好。

要领①“先吃蔬菜”

要领②“吃完蔬菜，再吃富含蛋白质的主菜”

要领③“最后吃主食”

要领④“细嚼慢咽”

比如说，你点了姜烧猪肉的份饭，那么就先吃卷心菜的配菜。并不是一开始吃几口就算了，而是要先把卷心菜“全部吃光”。如果店家配送了富含蔬菜的浓汤的话，那么也要把蔬菜汤喝光。

总之，**先把蔬菜吃光是重点**（**要领①**）。

吃完蔬菜后，再吃主菜。也就是例子中的姜烧猪肉（**要领②**）。

如果是严格按照“饮食顺序疗法”来吃的话，要把姜烧猪肉全部吃完后再吃米饭。但对那些喜欢就着主菜吃米饭的人来说，留下一半姜烧猪肉就着米饭吃也是可以的。

最后吃米饭，且要控制量（**要领③**）。

先吃完蔬菜和主菜以后，你会发现吃米饭的量比平时少就可以饱腹。所以，这时没有必要像往常一样吃一整碗米饭。

吃主食的时候不是要吃的特别饱，而是吃到七分饱就停下，自然就剩下些米饭、面类或者面包等碳水化合物。

此外，还有“**要领④**”，即在吃蔬菜、主菜和主食的时候，都要做到**细嚼慢咽**。

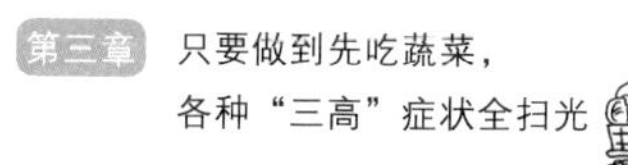

先吃蔬菜的目的是为了在米饭、面类等使血糖值急剧升高的食物进入肠道之前先将蔬菜中富含的膳食纤维送入肠道。

因此，从开始吃蔬菜到开始吃主菜，中间间隔至少5分钟。

这么说来，细嚼慢咽吃蔬菜也是为了“赚时间”。这样能够最大限度地发挥蔬菜所具有的各种功能。

“饮食顺序疗法”看起来很简单，只需要按照“要领①”到“要领④”去做即可。但在实行过程中还是会遇到一些具体问题，下面我们针对这些问题和实际的做法进行详细的介绍。

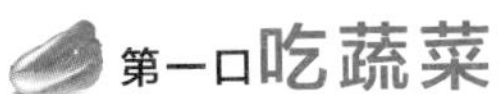

第一口吃蔬菜

“饮食顺序疗法”的基本要领

①首先，吃光蔬菜（包括菌菇类、海藻类）

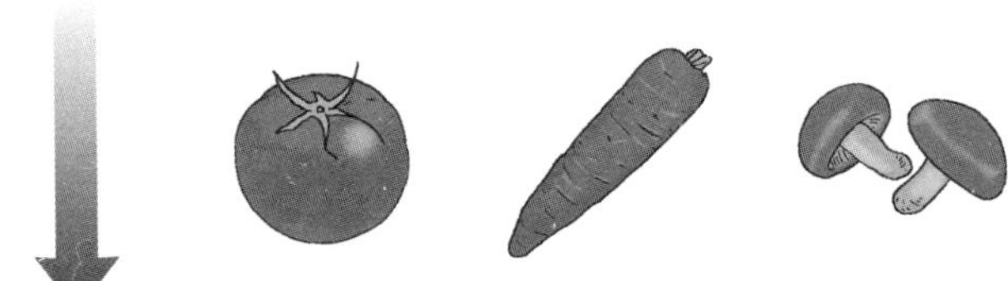

②然后，吃主菜（肉、鱼 = 蛋白质）

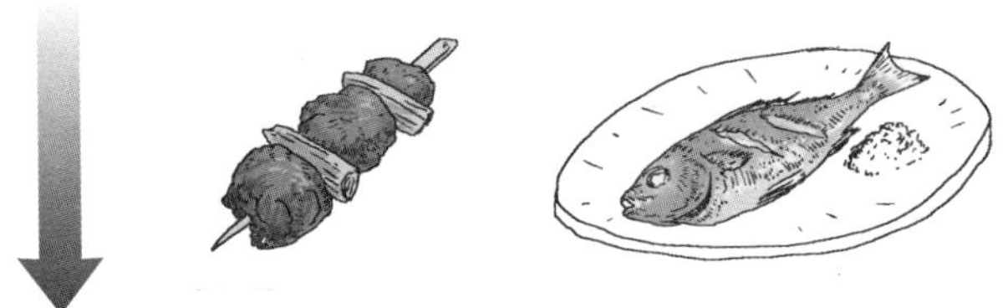

③最后，吃米饭、面包（碳水化合物）

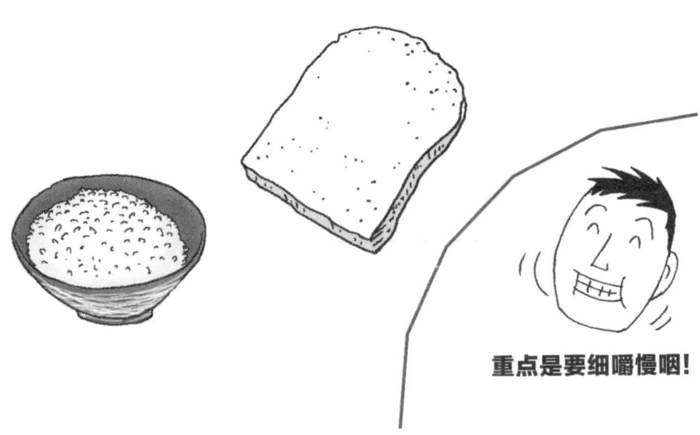

就是如此简单！“饮食顺序疗法”的四大要领

要领①“先吃蔬菜”

这里所说的蔬菜，也包含**菌菇类和海藻类食物**。这两类食物热量很低，富含膳食纤维，是维生素和矿物质的营养宝库。不仅可以减缓血糖值的升高，还是改善高血压、高血脂等“三高”症不可或缺的食物。

因为大部分的蔬菜、菌菇、海藻类几乎都是热量低、富含膳食纤维，可以放心地吃，所以，喜欢吃什么蔬菜就尽管吃。

不过，像土豆、地瓜、芋头、山药等根茎类蔬菜，藕、南瓜、玉米、豌豆、蚕豆、银杏、红小豆等植物含有较多的碳水化合物，要当做主食来吃。

也就是说，上面这些植物要放在最后吃，吃的时候要控制量。

另外需要注意的一点是**不能把水果当蔬菜来食用**。前面我们提到过，水果含有大量的葡萄糖和蔗糖，可以使血糖值升高，所以，要放到最后来吃。

“饮食顺序疗法”在实际操作中，最经常遇到的一个问题是“蔬菜的摄取量多少为宜”。说到这里，我们不得不提到一个现实。那就是现代日本人蔬菜摄取量不足的问题比想象中的更严重。实际的每日摄取量只有276.8克，根本达不到厚生劳动省推荐的每日350克（数据参考2007年度国民健康和营养调查）。

在没有形成习惯之前，摄取足量的蔬菜看起来很为难。但是为了提高“饮食顺序疗法”的效果，我们建议**每日的蔬菜摄**

“每日 400 克蔬菜”的摄取方法

▶ 黄绿色蔬菜—摄取 200 克左右

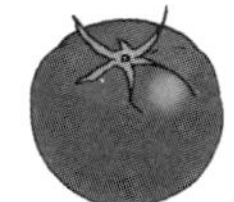

一个中等西红柿
150 ~ 200 克

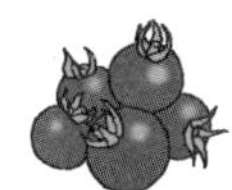

一个小西红柿
约 10 克

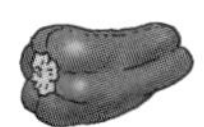

一个中等甜椒
30 ~ 40 克

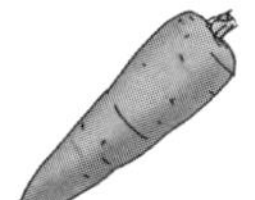

一根中等胡萝卜
200 ~ 250 克

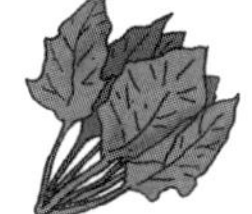

一棵菠菜
25 ~ 50 克

▶ 浅色蔬菜—摄取 200 克左右

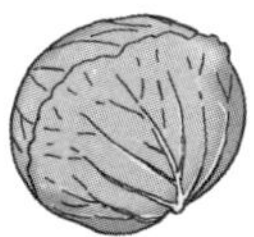

一片卷心菜
50 ~ 80 克

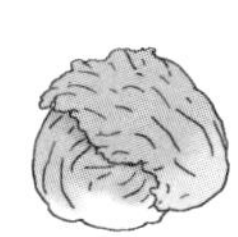

一片生菜
约 30 克

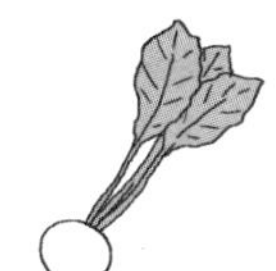

一个中等芜菁
约 80 克

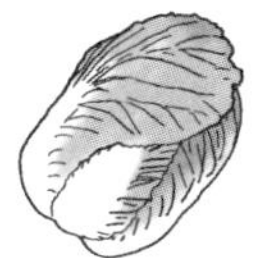

一片大白菜
80 ~ 100 克

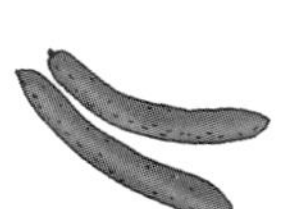

一根黄瓜
约 100 克

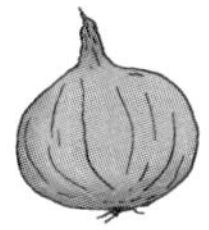

一个洋葱
200 ~ 250 克

取量至少为400克。

一般来说，如果想让各项指标得到明显改善的话，每天胡萝卜、西红柿、菠菜、菜花、甜椒等黄绿色蔬菜摄取200克，生菜、卷心菜、白菜、洋葱等浅色蔬菜摄取200克。

此外，最好是能做到菌菇类每日摄取50克，海藻类每日摄取20克。

▶ 要领② ——“吃完蔬菜，吃富含蛋白质的主菜”

吃完蔬菜以后，**再开始吃富含蛋白质的主菜**。

在“饮食顺序疗法”中，对于蛋白质主菜，没有设定“不准吃肉”这样的限制。

当然尽量不要吃过多的油炸食品，但**最重要的是改变饮食顺序**。

蛋白质是构成细胞的基本要素，是人体所需的重要营养物质。

肌肉、毛发，以及消化吸收营养物质的肠道细胞等，都由

“菌菇类每日50克”“海藻类每日20克”的摄取方法

▶ 菌菇类——摄取50克

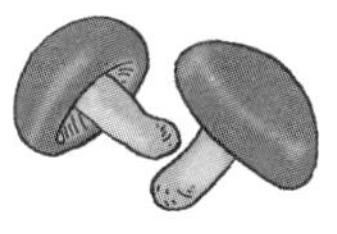

香菇
半包（约50克）

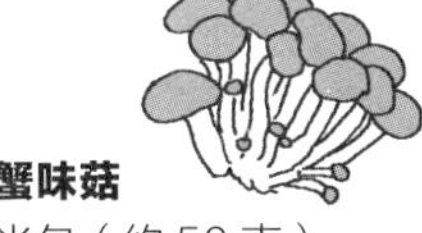

蟹味菇
半包（约50克）

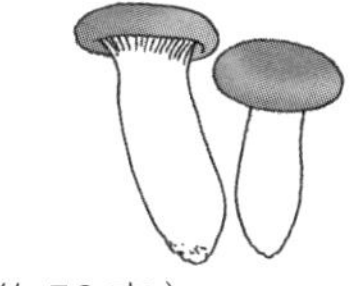

杏鲍菇
半包（约50克）

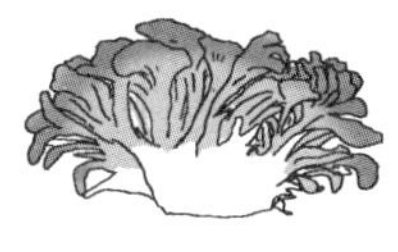

舞菇
半包（约50克）

▶ 海藻类——摄取20克

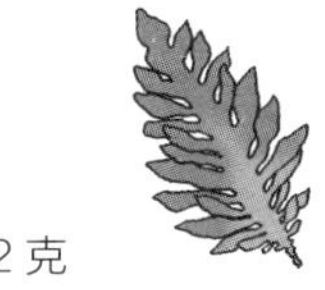

裙带菜
干燥裙带菜2克
泡发后30克

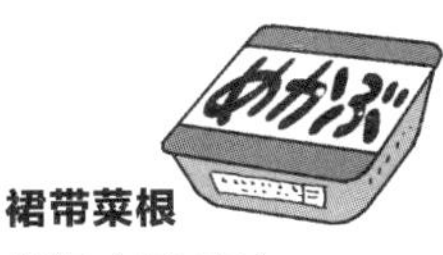

裙带菜根
半包（25克）

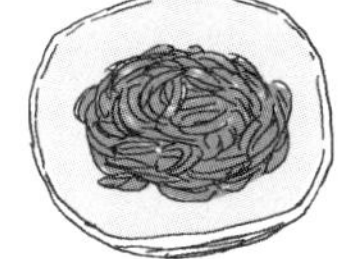

海蕴
半包（25克）

羊栖菜
干燥羊栖菜3克
泡发后21克

摄取“一天蔬菜量”的食谱

日式料理

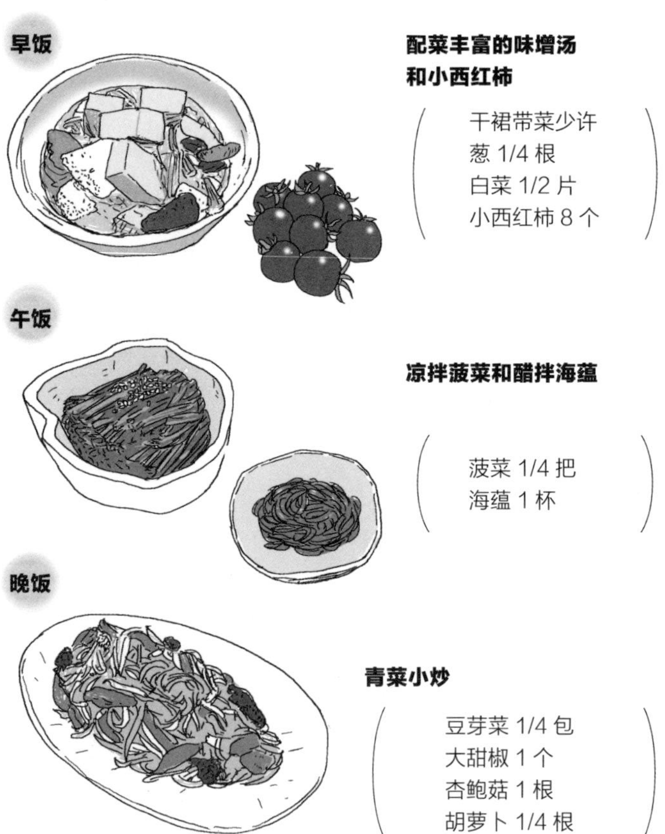

早饭

配菜丰富的味增汤和小西红柿

干裙带菜少许
葱 1/4 根
白菜 1/2 片
小西红柿 8 个

午饭

凉拌菠菜和醋拌海蕴

菠菜 1/4 把
海蕴 1 杯

晚饭

青菜小炒

豆芽菜 1/4 包
大甜椒 1 个
杏鲍菇 1 根
胡萝卜 1/4 根

西餐

早饭

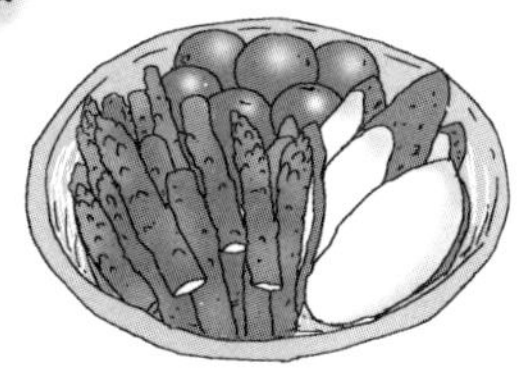

蔬菜沙拉

小西红柿 6 个
黄瓜 1/2 根
汆过的芦笋 4 根

午饭

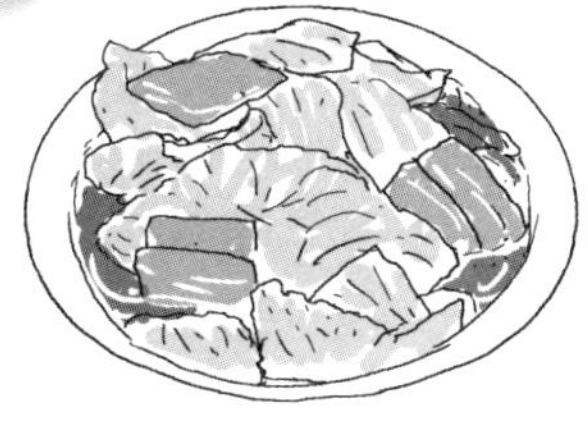

蔬菜汤

胡萝卜 1/4 根
卷心菜 1 片
蟹味菇 少许

晚饭

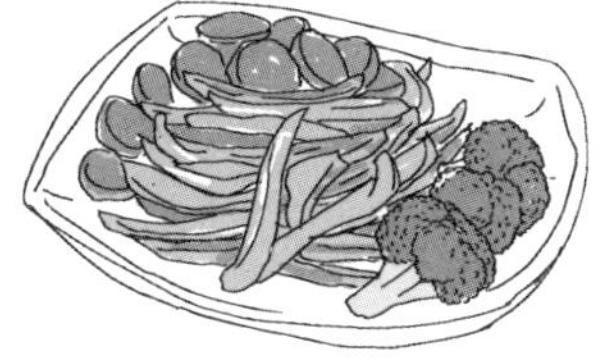

蒸蔬菜

西兰花 3 小棵
胡萝卜 1/2 根
彩椒 1-2 个

蛋白质构成。

为防止蛋白质摄入不足，请一定多吃富含蛋白质的食物。

“肉类”“鱼虾类”“大豆及豆制品”“牛奶及奶制品”这四类食品中富含蛋白质。不仅是蛋白质，这些食品中还含有身体必需的其他营养物质，所以要搭配着多吃些。

但是，再怎么想和米饭一起吃主菜，也不要这么做。

我们之前讲过，为了提高“三高”的治疗效果，会被人体分解为糖分的米饭和面包等碳水化合物一定要放到最后吃。

有人实在想把最后一口主菜就着主食来吃，如果量很少的话也是可以的。

▶ 要领③——“最后吃主食”

在“饮食顺序疗法”中，要求把导致血糖值上升的碳水化合物留到最后吃。

严格说来，并不是碳水化合物本身使血糖值升高，而是其中富含的糖分被血液吸收导致血糖值上升。

富含糖分的食物代表有，**甜点类和水果，以及米饭、面包、乌冬面、荞麦面、拉面、意大利面等谷类面食**。水果富含糖分，比谷类面食更易使血糖值急剧升高，所以，少吃这些食物才能预防“三高”。

常被误认为是蔬菜的土豆、地瓜等根茎类食物也能引起血糖值升高。

不过也有例外，根茎类中的魔芋热量低却富含膳食纤维，可以和蔬菜一样最先吃，并且多吃点也完全没问题。

此外，像莲藕、南瓜、玉米、栗子、银杏、豌豆、蚕豆、红小豆等食物会导致血糖值升高，请放在最后吃。

亚洲料理经常使用的米粉、粉丝、春卷，以及饺子皮等富含淀粉，可转化为糖类，也要放到最后吃，且要控制量。

关于最后吃主食的食用量，也根据个人每天摄取热量不同而有所不同。

如果每天摄取 1 200 ~ 1 400 卡路里——一顿饭不超过 100 克（不满一小碗）

如果每天摄取 1 600 卡路里——一顿饭不超过 150 克（约

应该“最后”吃的食物

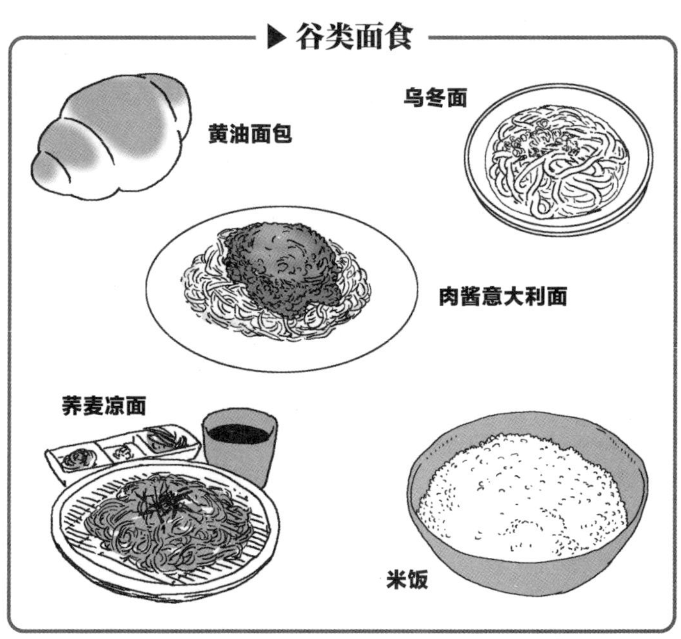

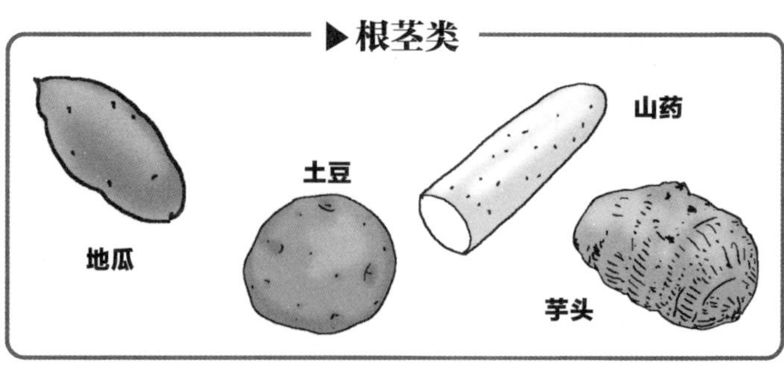

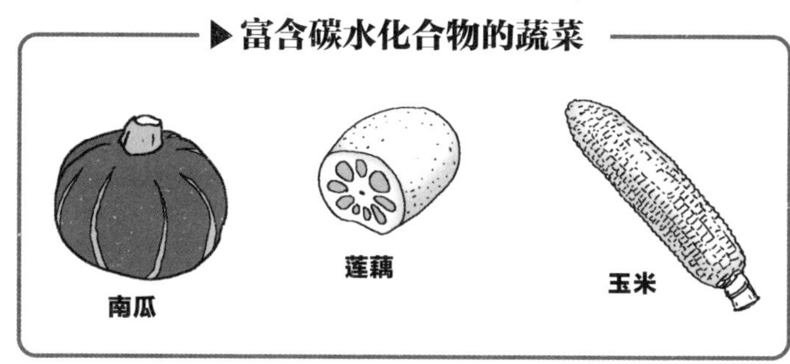
▶富含碳水化合物的蔬菜
南瓜
莲藕
玉米

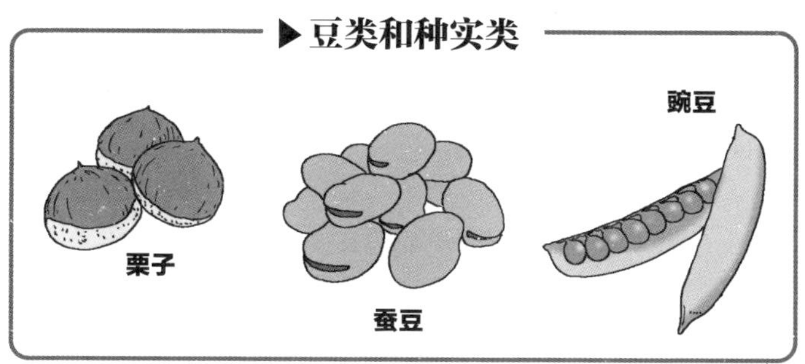
▶豆类和种实类
栗子
蚕豆
豌豆

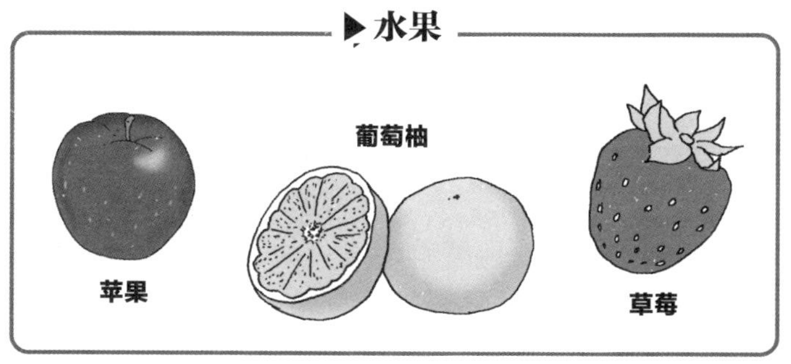
▶水果
苹果
葡萄柚
草莓

一小碗）

如果每天摄取 1800 卡路里——一顿饭不超过 200 克（约一大碗）

要领④——“细嚼慢咽”

最近，以制作体重计等健康管理器材为主的某公司，其员工食堂的用餐书籍广受关注。

号称能吃到该公司食堂食谱的餐饮店在商业区开业，在这家店里的餐桌上放着计时器。这样一来，自己吃饭花了多长时间都一目了然。

这种“吃饭时间意识”是非常重要的。

有的患者会说，“虽然改变了饮食顺序，但我的血糖值没有发生变化”，一问才知道，原来**这些患者都有吃饭速度快这个共同点**。

每天忙于工作的人们，在午餐时间好歹扒拉几口饭，不好好咀嚼就吞下去，经常倾向于“快吃”。社会上甚至有一种风

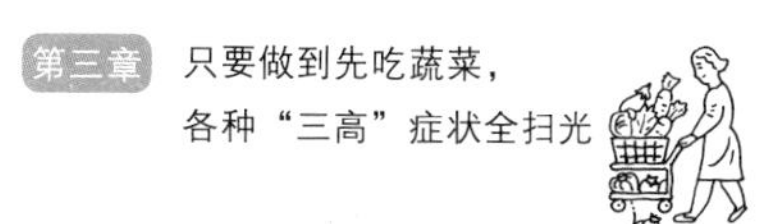

潮，有些人将“快吃”等同于工作能力强而引以为傲。实际上，很多患者也为“怎么也无法使吃饭的速度慢下来”而烦恼。

经年累月形成的习惯，也只能慢慢去改变。如果觉得用计时器有点勉强的话，可以先试着确认一下从开始吃饭到吃完饭花了多长时间。

最好是从开始吃蔬菜到吃完主食至少也要在十分钟以上。当然，这只是理想目标。一开始只要能做到比昨天吃的时间长就可以了。

如果在自己家里吃饭的话，先吃光蔬菜，主菜吃到一半的时候再盛饭。这样试试效果会大不同。

而且，如果细嚼慢咽的话，吃饭的速度自然就降下来了。

除了可以降低吃饭速度以外，细嚼慢咽对健康还有很多其他效果，本书会在后面章节做出详细介绍。

最先吃蔬菜的五大功效

最先吃蔬菜有什么好处呢？下面我们就对最先吃蔬菜的功效和特征做一下总结。了解了这些功效，相信大家无论何时都会主动最先吃蔬菜的。

功效一——膳食纤维可以抑制血糖值急剧升高

“饮食顺序疗法”中建议大家多吃膳食纤维丰富的蔬菜。我们知道，蔬菜中富含的**膳食纤维，具有抑制肠道吸收糖**

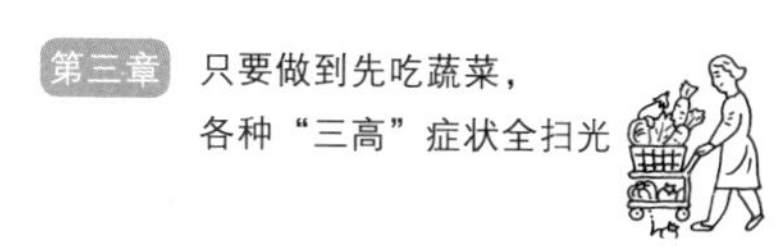

分（葡萄糖），防止血糖值升高的作用。同样，膳食纤维还能**抑制胆固醇的吸收，改善高血脂**。

此外，研究表明，膳食纤维还有**缓解便秘排除体内废物**，促进肠促胰岛素分泌的作用。

肠促胰岛素**可以促进胰岛素分泌，还能抑制体重和食欲**。肠促胰岛素现在广受关注，有的厂家还在研制延长其发挥作用及防止其分解的新药剂。

一年当中应季又实惠的富含膳食纤维的蔬菜很多，像胡萝卜、菠菜、小松菜、西红柿、豌豆、生菜、卷心菜、白菜、洋葱、香菇、蟹味菇、杏鲍菇、舞菇、裙带菜、海蕴、羊栖菜等。

海藻类当中的石花菜制成的凉粉，也富含膳食纤维。凉粉作为颇有人气的减肥食材，也可以放在开始最先吃。

下面，我们总结一下**膳食纤维的功效**。

□ 防止血糖值急剧升高→可防止肠道壁中的糖分（葡萄糖）被吸收。

□ 排出胆固醇→可防止肠道壁中的胆固醇被吸收。

□ 缓解便秘→可促进肠道蠕动。

□ 抑制食欲和体重→可促进肠促胰岛素的分泌。肠促胰岛素可以促进胰岛素分泌并抑制食欲和体重。

功效二——维生素和矿物质维持人体正常代谢

我们知道，**碳水化合物、蛋白质和脂肪**是维持人体活动和体温正常等基本生命活动的**三大营养物质**。

但是这**三大营养物质本身并不能直接在人体内发挥作用**。

三大营养物质在人体内被转化为能量并且被消耗的机制叫做“代谢”。而**维生素和矿物质则负责“代谢”**这一机制。也就是说，**人体要想顺利吸收利用三大营养物质，就不能缺少维生素和矿物质**。

人体欠缺了维生素和矿物质的话，之前提到的体温的调节、食物的消化吸收、衰老细胞的更新再生等功能都会衰退，对我们的身体健康造成重大影响。

如果**代谢不畅，体内过剩的糖分和脂肪成分就是引发“三**

高”的元凶。

而维生素和矿物质无法在人体内合成，只能从食物中摄取。正因如此，才应该多吃富含维生素和矿物质的蔬菜。

有效改善“三高”的维生素和矿物质

维生素

□ 强健眼睛和皮肤的黏膜，使身体免受病毒侵扰→维生素 A

□ 消除疲劳、促进代谢、青壮年的强力帮手→维生素 B1、B2

□ 美容、提升免疫力、保护身心健康的专家→维生素 C

□ 促进钙的吸收、强壮骨骼→维生素 D

□ 促进血液循环、使血管年轻，预防衰老→维生素 E

矿物质

□ 排出体内的钠，改善高血压→钾

□ 构成骨骼和牙齿，消除焦虑情绪，保持心脏健康→钙

□ 降低血压、中性脂肪、血糖值的“抗压力”矿物质→镁

□ 增强代谢、记忆力和精力不可或缺的矿物质→锌

功效三——植化素（抗氧化作用）强健血管

蔬菜中所含植化素的功能也不可忽视。

植化素是指植物为保护自身，防止紫外线等的侵害而产生的一种物质，主要包括植物的色素、香味成分、苦涩味成分等。

以前植化素一直不太为人所知，但近年来，研究表明**其具有很强的“抗氧化作用”，成为继膳食纤维之后的“第七大营养物质”而受到广泛关注**。

原本，人体内就存在活性氧这种物质。活性氧可以击退侵入人体的细菌，但同时也因其具有很强的氧化性会引起细胞、血管、内脏等的病变和老化。

“三高”所引发的**动脉硬化也是因为受到活性氧的影响，使血管变得残破不堪**。

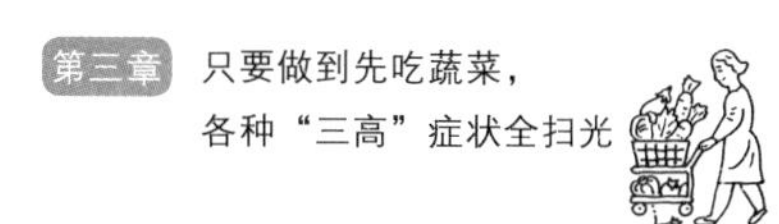

活性氧除受压力、吸烟、紫外线等因素的影响外，还会随着年龄的增长而增加。

而植化素所具有的抗氧化作用，可以消除多余的活性氧，防止细胞氧化。

这样看来，预防细胞和血管等的老化，就要多摄取蔬菜中所含植化素（抗氧化物质），抑制过多活性氧对人体的害处。可以说，**植化素是我们健康长寿不可欠缺的物质**。

下面，我们介绍一些具有代表性的植化素，以便大家在选择蔬菜时作为参考。

【代表性植化素】

西红柿的“番茄红素” **葡萄、蓝莓**的“花青素”

洋葱、大蒜的“蒜素” **绿茶**的“儿茶素”

可可的“可可多酚” **红酒**的“红酒多酚”

芝麻的“芝麻素酚”**大豆**的“大豆异黄酮”**姜**的“姜烯酚”

卷心菜的“异硫氰酸盐” **西兰花**的“萝卜硫素”

等等

功效四——不用加热就能食用的蔬菜具有“酵素”的作用

蔬菜中还含有如今广受关注的“酵素”。

我们的身体内大约存在一万三千多种酵素，帮助我们消化和代谢。

虽然酵素是在人体内生成的，但如果暴饮暴食的话，身体为了更好的消化食物，就会消耗更多的酵素。这样一来，营养物质的代谢就无法正常进行，血糖值和胆固醇值以及中性脂肪值都会上升。

为了避免浪费消化酵素，我们不应该暴饮暴食。除此之外，**人体内生成的酵素数量会随着年龄的增长而慢慢减少**。因此，我们要经常提醒自己，随着年纪的增加要多吃富含酵素的蔬菜。

以蔬菜为代表，天然的食物中含有酵素。但是酵素不耐热，被加热到48℃以上就被破坏了，而蔬菜正是一种不用加热就能食用的食物。虽然水果不用加热也能食用，但前面我们

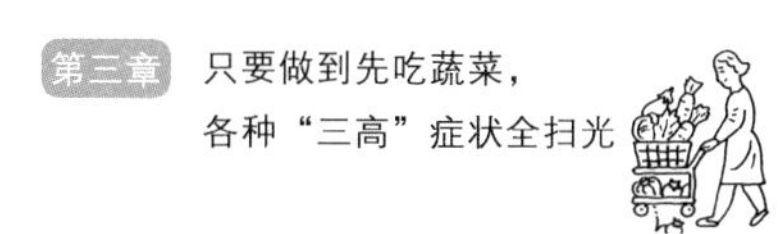

讲过水果具有使血糖值升高的缺点。

所以，吃饭时先吃时令蔬菜做成的蔬菜沙拉是非常好的。

生蔬菜分量大，没办法吃太多，所以**可以通过加热使其分量变小，从而吃下的量更多。一般说来，加热过的蔬菜料理和可摄取更多酵素的生蔬菜料理搭配着吃是最理想的**。

如果时间有限的话，直接生吃西红柿和黄瓜也可以摄取足够的酵素，请大家先从这些开始尝试吧。

功效五——不是肉食增加，而是蔬菜食用量过少

以前，日本人是吃很多蔬菜的。曾经，日本人的餐桌上都摆放着富含时令蔬菜的味增汤、新鲜的鱼虾、蛋、鸡肉、糙米或杂粮。

但后来，日本人的餐桌风景却发生了很大变化。一般说来，现在都认识到了因饮食生活欧美化而肉食增加的问题，其实，蔬菜食用量减少也是个重要问题。

说来奇怪，欧美人反而比日本人吃的蔬菜量多。他们不仅

吃肉多，吃蔬菜也多。

与日本人平均每天摄取 285 克蔬菜相比，西班牙人是 392 克，法国人是 389 克。

美国人虽然数字上是 337 克，比日本人多，但是其食用的蔬菜多半是油炸土豆、缺少维生素的生菜以及披萨和意大利面里使用的番茄酱，这些都算不上是预防动脉硬化的食物。

因此，美国的糖尿病、高血脂、高血压患者并不比日本人少。

如果有意识地最先吃蔬菜，自然就变成了吃很多蔬菜的清淡饮食。

比如吃牛排的时候，以往只吃带着两三片胡萝卜牛排和主食的人，如果改成点蔬菜沙拉或者有很多蔬菜的汤的话，也可以做到先从蔬菜开始吃。这样改变后，即使吃同样的牛排，血糖值上升的程度也会大不相同。

只要有先吃蔬菜的意识，平时不爱吃蔬菜的人也会渐渐变得吃很多蔬菜了。

令人吃惊的是，很多人会错误地认为把土豆沙拉和煮南

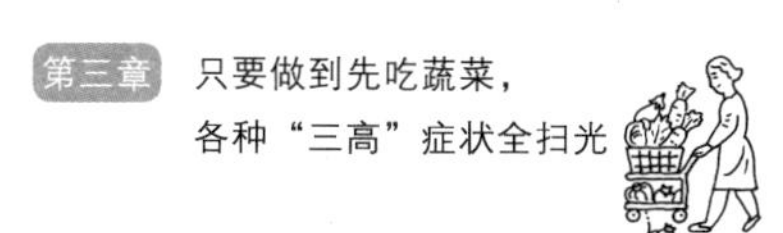

瓜等“使血糖值升高”的蔬菜“当做普通蔬菜，最先开始吃没问题”。

种种错误想法会导致血糖值升高，请一定要注意。

为什么“饮食顺序疗法”如此有效?

人们总是难以改掉长年养成的某种习惯。尤其是从小养成的饮食习惯就更加难以改变。

受家族关系、家庭环境等的影响，每个人都有自己独特的饮食习惯。比如我们之前讲过的“快吃”，还有对某种事物的偏好等。

基于每个人饮食习惯不同且不易改变这一点，谁都可以实行正是“饮食顺序疗法”的优点所在。那么，为什么“饮食顺序疗法”会如此有效呢？下面我们对其中的机制做一下

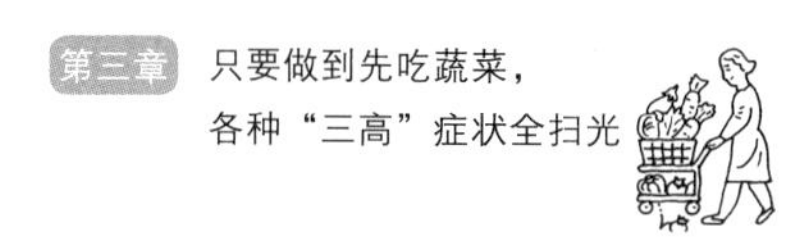

简单总结。

了解了这些机制，再实行“饮食顺序疗法”一定会取得更佳的效果。

我们爱吃的白米饭与“三高”的关系

日本人大爱的白米饭中富含可以使血糖值升高的“碳水化合物”。碳水化合物在人体内被分解成作为能量使用的葡萄糖。也就是说，如果碳水化合物摄取的多了，血糖值就会升高。

不过也有例外，碳水化合物中也包括之前讲过的膳食纤维。

通常，我们将使血糖值升高的碳水化合物称为糖分。**糖分中除了有可以使血糖值升高且易吸收的葡萄糖和蔗糖以外，还有其他使血糖值缓慢上升的糖分。**

基本上，最好避开富含葡萄糖和蔗糖的水果及甜点。并不是说一点也不能吃，只是要避免吃过量，要控制好餐后吃水果和甜点的次数。吃甜点的最佳时间是午饭后或者午饭和晚饭之间。

虽然米饭、面包、面类、根茎类中含有的淀粉可以使血糖值缓慢升高，但与其他食物相比，这些食物吃的次数和量要多很多，所以它们也与血糖值上升有关系。

最近，为防止血糖值上升，出现了完全限制糖分的饮食。这种方法确实可以少摄取使血糖值升高的糖分，但血糖值的下降却是暂时的，长期这样做的话会对身体有害，请一定注意。

糖分会使血糖值升高，但问题出在摄取过量、饮食过量，如果糖分不足的话，会造成维持生命活动的能量不足。

饭后血糖值急剧上升是个大问题，但是如果吃饭时先吃蔬菜最后再吃主食，则会使血糖值上升变得缓慢，没有任何问题。

最后吃米饭、面包等主食，饭量自然减少了

如果彻底遵循“最后再吃碳水化合物”这一规则的话，开始吃米饭、面包等主食的时候，肚子就已经饱了，也就吃不下

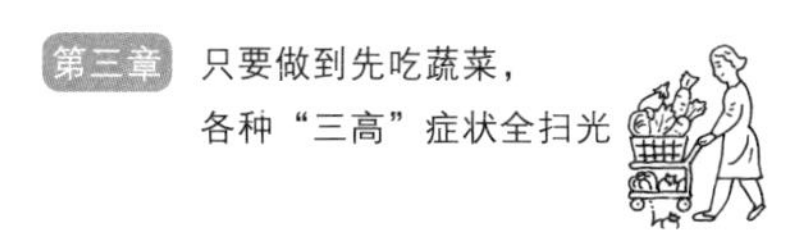

很多饭了。

碳水化合物具有美味、无意中容易吃多的特点，但如果先吃蔬菜的话，就可以轻松地防止吃多。

如果突然要求患者“少吃主食”，实在做不到，如果改成先吃蔬菜的话，吃主食的时候肚子饱了，这样无须勉强，很自然地就减少了主食的量。

我们在实际指导患者实行“饮食顺序疗法”的过程中，听到很多这样的反馈：“与以前相比，吃米饭的量减少了”“吃米饭的时候，肚子已经很饱了”等。

像这样无须勉强，只在最后吃饭的时候自然减少饭量，正是理想的减量方式。

▶ 细嚼慢咽功效 1——抑制血糖值急剧升高

当看到“饮食顺序疗法”的要领④“细嚼慢咽”时，你肯定会想“这一点不是经常被提起吗”。这点显而易见的常识作为“要领”来强调，是因为它对治疗“三高”有非常重要的作用。接下来我们将证明这一点。

最近，作为治疗糖尿病的新药，肠促胰岛素的相关药物受到关注。

肠促胰岛素是指消化道分泌的对血糖值产生作用的荷尔蒙的总称。肠促胰岛素作用于胰腺β细胞，促进胰岛素的分泌。

其中，肠促胰岛素的一种GLP-1，可通过抑制使血糖值上升的荷尔蒙（胰高血糖素）的分泌来**降低血糖值，易使人感到饱腹感而抑制食欲，具有抑制饭后血糖值急剧上升的作用**。

最近有研究表明，细嚼慢咽可以促进GLP-1的分泌。所以，细嚼慢咽，可以增强GLP-1抑制血糖值的效果。

奥羽大学医学部附属医院内科的卫藤雅昭教授，在2010年斯德哥尔摩召开的第46届欧洲糖尿病学会上发表了以下研究结果。

以平均年龄37岁加减2岁的男性11人、女性11人为研究对象，分别调查他们花20分钟吃完一顿饭，每口饭咀嚼5次和30次，各自饭前和饭后一小时GLP-1的浓度。

结果，饭前GLP-1浓度数值相差无几，但饭后一小时

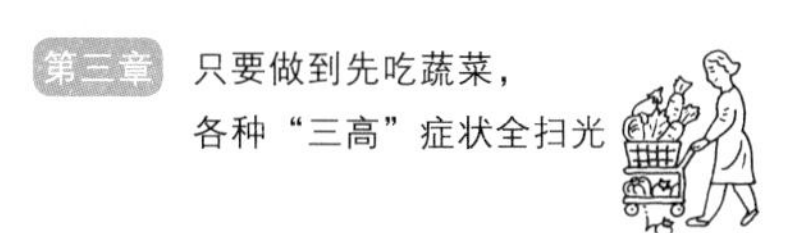

GLP-1 的浓度数值咀嚼 30 次的比 5 次的要高出 30%。

而且，**中性脂肪数值咀嚼 30 次的也要比 5 次的低 14%**。

研究表明，细嚼慢咽可以抑制饭后血糖值和中性脂肪值的上升。

细嚼慢咽功效 2——预防“老年痴呆”

细嚼慢咽还有预防“老年痴呆”的良好效果。

这里所说的“老年痴呆”是指因脑梗塞和脑出血引发脑血管认知困难的症状。随着年龄的增长，任何人都有可能发生轻微的脑梗塞。虽然程度有所差别，但脑细胞都会慢慢受到一些损害，由此引发“老年痴呆”。

各项研究表明，细嚼慢咽可以预防脑血管的痴呆症。

这种脑血管的痴呆症是由脑血管动脉硬化引起的。为预防动脉硬化，必须要保持脑血管的血流畅通。细嚼慢咽可以使下颌周边的肌肉得到锻炼，促进流向脑部的血液循环，从而预防动脉硬化。

也有意见认为，“咀嚼”这一动作可以激发大脑的活力。

此外，细嚼慢咽可以促进唾液分泌。唾液具有“预防龋齿、牙周炎”“帮助消化，减轻肠胃负担”“提高免疫力”“保持口腔清洁，防止口臭”等作用，细嚼慢咽可以使唾液充分发挥这些作用。

细嚼慢咽功效 3——不会吃过量

咀嚼的次数与食欲有关。

一般说来，进食会引起血糖值升高，食物进入肠道后，消化道会分泌某种荷尔蒙使人产生饱腹感。但是血糖值不是吃完晚饭立即就升高，食物进入肠道也多少需要一些时间。

因此，如果吃得太快，在感到饱腹之前就吃过量，就会造成肚子胀得难受、胃灼热、胃胀等。大家都有过这种吃多后悔的经历吧。

如果慢慢吃的话，就能预防因快吃而引起的吃过量这个问题了。

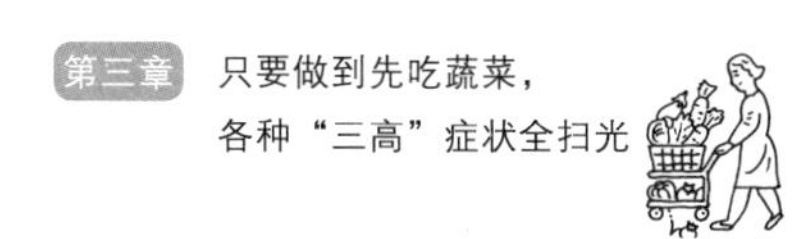

最近的肥胖治疗研究表明，食欲与大脑内的组胺有关。

有研究表明，**大脑中的组胺浓度高的时候食欲就弱，反过来，组胺浓度低食欲就强**。维生素会刺激大脑中枢神经，使人容易获得饱腹感。

大分医科大学名誉教授坂田利家的研究结果显示，细嚼慢咽可以增加大脑中的组胺。

坂田教授将吃饭时每口咀嚼30次这一做法引入肥胖治疗当中。

当然也不是咀嚼的次数越多越好，通过实验证明，拖拖拉拉地长时间咀嚼也不会增强效果，“30次”就是标准值。看来，凡事都要适可而止就好。

先吃蔬菜，抑制“氧化”和“糖化”

通过限制热量来延长寿命、预防衰老的做法，虽然实行起来有点困难，但与“氧化”和“糖化”相关。

“氧化”是指因体内活性氧增加，血管等受到损害，动脉硬化恶化，身体处于像生锈一样的状态。

如果限制摄入的热量，能量代谢就会受到抑制，体内产生的活性氧数量减少，从而氧化作用得到抑制，动脉硬化和衰老也得以抑制。

那么什么是“糖化”呢?

我们的身体是由蛋白质组成的。

但是，如果饮食过量的话会使饭后血糖值升高，糖分和蛋白质结合，生成褐色的异常蛋白质AGE（糖化的最终产物）。这些异常蛋白质已经失去了蛋白质的功能，在体内蓄积起来。

举个例子来说，糖分和皮肤里的胶原蛋白结合，会使皮肤失去弹性，出现松弛、色斑或暗沉等问题。眼睛的糖化会使晶状体失去弹性，而导致老花眼并且会使玻璃体混浊、视网膜损害等引发白内障和视网膜病变；骨骼糖化会破坏骨胶原引发骨质疏松；血管也会变硬加剧动脉硬化；大脑方面则会引发老年痴呆等。

虽然也有观点单纯地认为，只要严格限制引起身体各方面的老化的糖分就可以。但是，如果过分限制糖分而不摄取碳水

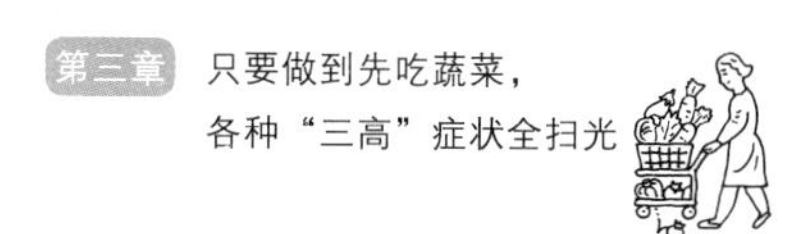

化合物的话，会导致身体所需的基本热量不足，体重极端下降，陷入饥饿状态。

处于这种状态是非常危险的，身体不仅开始分解自身的脂肪，还会将肌肉等蛋白质分解为糖分，体内蛋白质和肌肉减少，抵抗疾病的免疫力变得低下，血管变脆，容易并发痴呆症。最后反而导致衰老加剧，健康受到影响，寿命缩减。尤其是老年人，如果持续极端限制糖分摄入的话，会变得过于消瘦，容易生病，所以请一定注意不要过分减少热量的摄入。

我们的“饮食顺序疗法”中，可以摄取充分的蔬菜和蛋白质，只是最后再吃碳水化合物，这样不会破坏人体所需营养的均衡。所以，请放心尝试。

服药效果更加显著

“饮食顺序疗法”值得肯定的一个特质是，不仅是**轻度患者，就连糖化血色素（HbA1c）超过 10% 的重度糖尿病患者，也可以取得同样好的效果。**

我们历时五年对 HbA1c 的跟踪调查结果，在日本糖尿病学会也引起了重大反响。

通过坚持实行“饮食顺序疗法”，患糖尿病十年以上的患者血糖值确实得到了改善。但特别指出的是，患病不满五年的患者比五年以上的患者血糖值有更容易下降的倾向。

这一点从下页的中间图表可以看出来。

并且，**接受胰岛素治疗和投药治疗的情况下，也能得到改善**，且能提高服药的效果。

这项研究结果表明，“饮食顺序疗法”**适用于任何状态的人实行，有效且安全**。

如今在我们诊所，基本不会立即给患者开药。因为先仅靠实行“饮食顺序疗法”，血糖值就能得到明显下降。

最近，只要血糖值等指标恶化，很多医生都会立即给患者开药。服药确实能使血糖值暂时下降。但资料显示，持续服药半年以后，血糖值还会再次升高。

增加服药量、使用最新开发的药物等，结果还是不断反复，治标不治本。

“饮食顺序”使 HbA1c 值（糖化血色素值）下降

▶只要改变“饮食顺序”HbA1c 值就下降

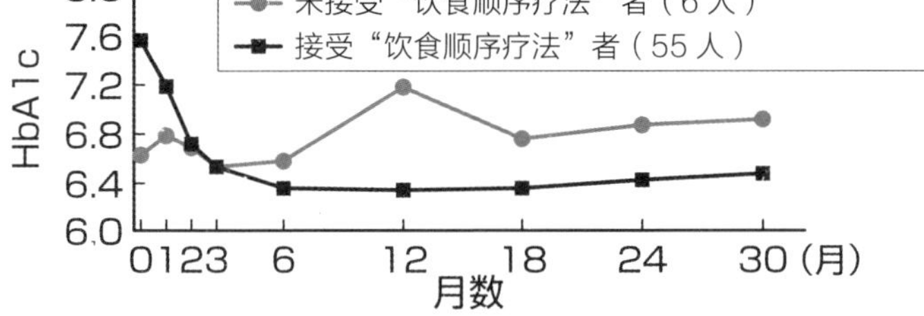

▶患糖尿病时间长也能下降

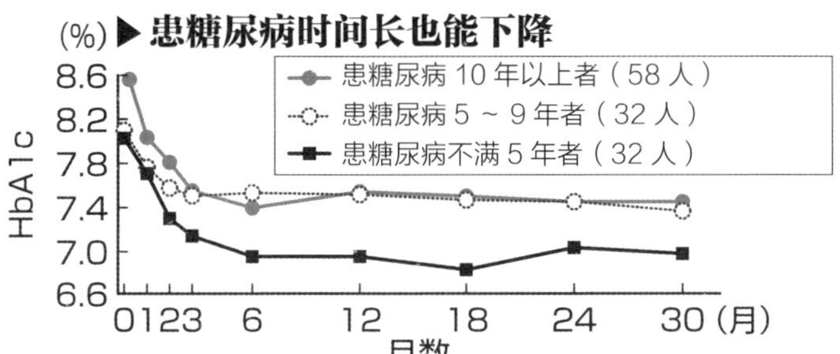

▶接受胰岛素治疗也能下降

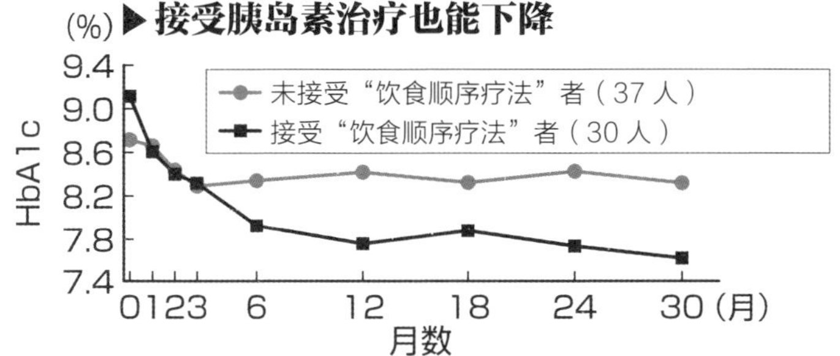

（今井、梶山等 日本营养师协会杂志 53:16-23，2010）

为了改善“三高”，**生活健康有活力，只能通过“饮食顺序疗法”来实现**。如果一种饮食疗法，无法使任何人都适用且能坚持，那就没有意义了。正是从这个角度出发，我们研究开发了“饮食顺序疗法”。

此饮食疗法对身体健康的人同样适用

最近，为了调查改变饮食顺序后一天内的血糖值会发生什么变化，我们开始持续观察和研究血糖值。

在研究当中，我们采用了能够连续测量体内葡萄糖浓度的CGMS（动态血糖监测系统）这一仪器。

我们在糖尿病患者身上安装CGMS，两天保持相同的饮食内容，测量改变饮食顺序前后的血糖值。

某位患者，先吃主食的情况下饭后血糖值上升为300mg/dl，但如果先吃蔬菜的话，血糖值降为250mg/dl。虽然血糖值还是偏高，但比起先吃别的食物来，先吃蔬菜能使血糖值保持

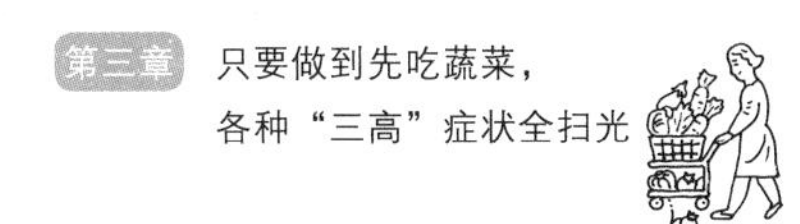

在更好的状态。

其他患者，也出现同样的结果，先吃其他食物血糖值上升到 350mg/dl 以上，改成先吃蔬菜的话，会下降至 100mg/dl 以上。因为测量血糖值的不同条件仅是“先吃蔬菜”，所以，可以说，只改变饮食顺序就取得了惊人效果。

研究结果表明，仅靠改变饮食顺序，就可以抑制饭后血糖值的上升。

以上研究是针对糖尿病患者的，那么健康人的血糖值如何变化呢？

同样是使用 CGMS 进行测量，先吃主食比先吃蔬菜，有人甚至能上升到 200mg/dl 以上。

像这样，即使是血糖检查毫无异常的健康人，也会出现饭后血糖值偏高的“隐形糖尿病”的情况。特别是超过 40 岁的人就更要注意了。

也有观点认为，饭后立即犯困，是因为饭后血糖值升高。

不可否认，有些人偏食、生活压力大、几乎不运动，他们

一天当中血糖值的变化（糖尿病患者）
——先吃蔬菜，上升幅度小

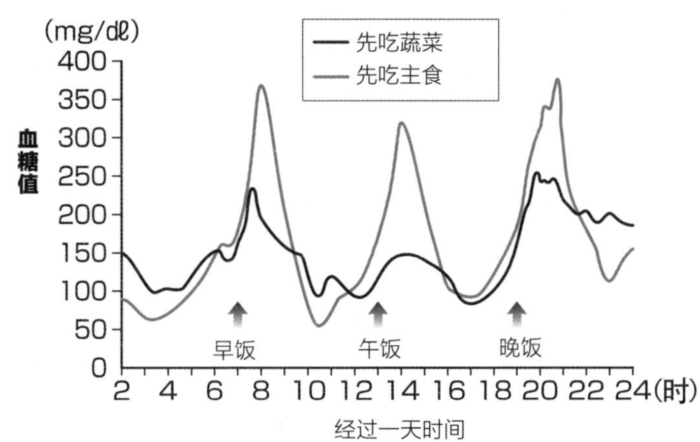

的胰脏疲乏而导致胰岛素分泌量减少，饭后血糖值急剧上升。

所以，至少是在40岁以后，请养成“先吃蔬菜”的饮食习惯。这样可以预防“三高”，更能预防衰老。

【专栏】“三角饮食法”的弊端 ”

我们从小吃学校提供的定餐，习惯了按照米饭（面包）、主菜、汤等的顺序来吃饭。长大以后，也不自觉地沿袭了这样的习惯。吃饭的时候，大部分人都是“先吃主食，接着吃主菜，再回过头来吃主食”。“光吃主菜”“先把主食吃光”这样“偏食”的做法被认为没有教养。

孩童时代为了保持饮食均衡、学习礼仪，那样的饮食是很有必要的。但对被“高血糖、高血压、高血脂”三高所困扰的人来说，有害无益。

实际上，宴会餐或西餐中的套餐都是先吃以蔬菜为主的开胃菜或前菜、汤等，然后再吃鱼、肉等主菜，最后才是米饭、面包、意大利面等碳水化合物。这样的饮食顺序，从预防血糖值急剧上升的角度来说，是非常理想的。这样说来，正式宴席所传承下来的传统也是有其存在的意义的。

第四章

外食族和夜宵族的救星

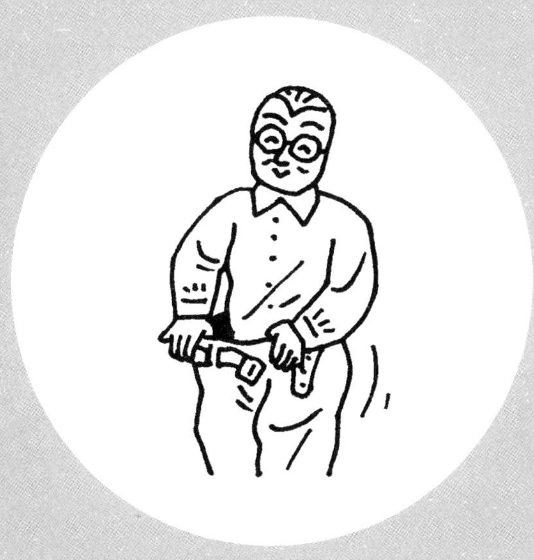

提升“饮食顺序疗法”效果的十个重点

如果能够遵守“先吃蔬菜”“最后吃碳水化合物”的“饮食顺序”的话，高血压、高血糖、高血脂这“三高”就会有惊人的改善效果。

此外，如果**掌握了能进一步提升“饮食顺序疗法”效果的“有效饮食方法”**的话，就更是如虎添翼了。只要我们在吃法上稍微花点心思，不仅能够使蔬菜的优点和能量倍增，而且还可以使主菜也变成我们改善各项指标的好帮手，我们的血管也会变得充满活力。

提升“饮食顺序疗法”效果的十个重点

①
多吃西红柿
②
吃两种以上蔬菜
③
活用“蒸菜”
④
选择肉类和鱼类的方法
⑤
灵活地吃大豆
⑥
酸奶
味增
活用“发酵食品”
⑦
盐
砂糖
以“清淡”为基本原则
⑧
醋
好好“吃醋”
⑨
○ 草莓
○ 苹果
× 香蕉
× 葡萄
宜食的水果
⑩
零食怎么吃

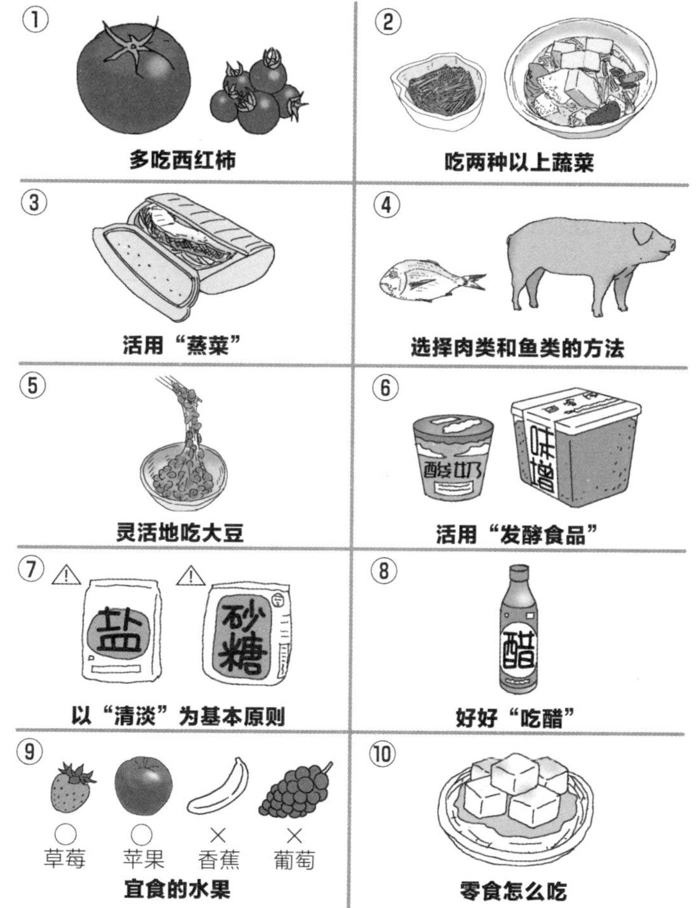

反之，如果总是认为自己有些不良饮食习惯“还好啦”，就会使“饮食顺序疗法”好不容易取得的效果大打折扣。

本章将对“有效饮食方法”和“最好不要做的几点”作出具体介绍。

①多吃西红柿

“饮食顺序疗法”中要求首先吃蔬菜，其实吃蔬菜也有特别好的吃法。

比如像“**至少每顿饭前先吃一个西红柿**”。

我们都知道，原本西红柿就是对身体健康有益的食物，有一则谚语说得好“西红柿红了，医生的脸就绿了”。实际上，目前为止的临床经验也表明，大量吃西红柿的患者的各项指标得到了很好的改善。

西红柿呈现红色是因为含有番茄红素，这是植化素的一种。西红柿具有很强的抗氧化作用，可以很好地预防“三高”引发的动脉硬化。

而且，西红柿中含有的谷氨酸是一种提鲜的成分，不仅生吃好吃，烹调后即使少放盐也很好吃。这样，既能控制热量又能控制盐分，真是一箭双雕。

最近有研究表明，西红柿可以降低血液中的中性脂肪，预防生活习惯病。

京都大学的河田照雄教授等人的研究团队通过实验证明，**西红柿中富含可以促进脂肪燃烧的脂肪酸 13-oxo-ODA**，可以抑制小白鼠血液和肝脏中的中性脂肪量的上升。

西红柿不仅可以促进脂肪燃烧，还有降血糖的效果，可以改善代谢综合征等代谢异常的情况。

河田教授的研究结果发表以来，西红柿及西红柿汁人气暴涨，一时间超市竟然断货。

此外，其他观点还认为西红柿中的鲜味成分谷氨酸，可以促进增强胰岛素作用的荷尔蒙 GLP-1 的分泌，从而抑制血糖值升高。

通过食用西红柿，患者的血糖值和中性脂肪等都得以下降，可能就是受到这种谷氨酸的影响吧。

小小西红柿效果很惊人！

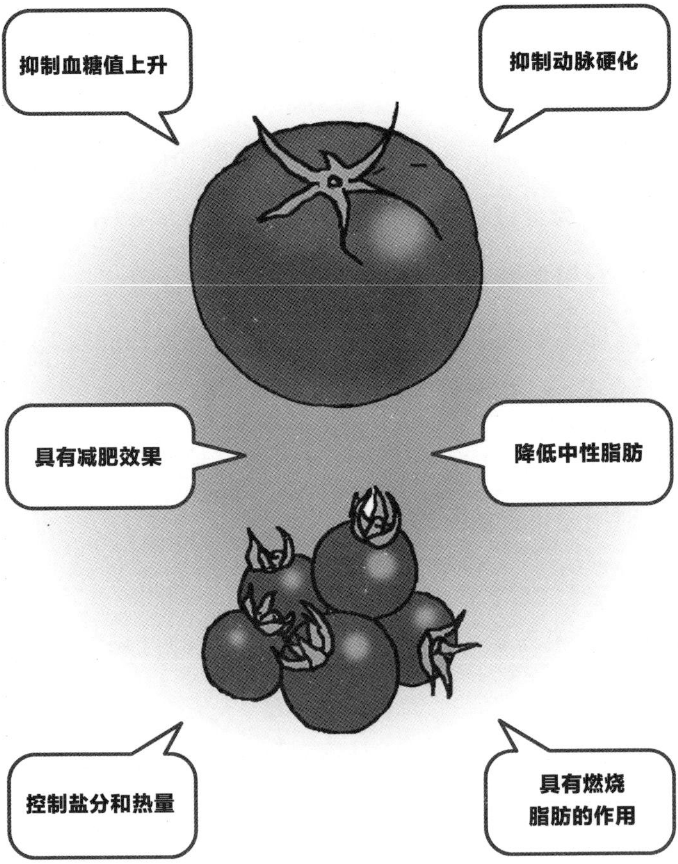

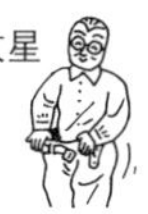

西红柿吃起来很方便，一年四季价格都不高。而且不必放蛋黄酱或色拉酱就可以吃，容易装在便当里，携带起来也很方便，是一种很不错的食物。

这样看来，西红柿在各个方面都具有优秀的“综合实力”，是我们改善高血压、高血糖、高血脂这“三高”的得力帮手。

关于西红柿的食用量，大的西红柿一次吃一个，小西红柿的话吃十个以上最好。请您务必多多食用可以有效改善高血压、高血糖、高血脂这“三高”的好帮手。

虽说如此，但吃蔬菜并不是只吃西红柿这一种。只不过，开始吃蔬菜时，西红柿是不错的选择。

②吃两种以上蔬菜

前面我们介绍的西红柿确实是很不错的蔬菜，但是蔬菜还有很多种，营养价值也各不相同。食用各种蔬菜，摄取丰富的营养物质，不仅可以改善“三高”，还能保持身体年轻，是我们健康长寿不可或缺的保障。

为了尽可能多的食用多种蔬菜，保证不容易吃腻，不要光吃一种蔬菜，最好准备两种以上蔬菜。

比如说，**将富含蔬菜的味增汤、可事先做好的凉拌菜、蒸蔬菜、水煮菜等作为常吃菜**。味增汤和凉拌菜，只要稍微变化一下食材，就会有风格迥异的味道，蒸蔬菜和水煮菜只要在酱料（控制好糖分和油分）和浇头上花点心思，增加调味的变化，每天都能吃得很开心。

虽然凉拌菜等根据季节变化有所不同，但比起蔬菜沙拉来，更易于保存。所以，可以一次多做一些保存起来，在忙碌的日子里也可以很快就准备好了。

但是，购买市面上出售的酱料的时候，请务必选择少糖、少油、低热量的产品。

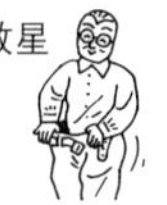

▶ ③活用“蒸菜”

为了摄取蔬菜中的酵素，最好生吃蔬菜，但是生蔬菜分量很大，生吃的话吃不下很多。

如果将蔬菜加热的话，分量就会变小，能吃下去的量也就多了。不过，如果煸炒、油炸蔬菜的话，使用的油很多，又会担心热量太高。

所以，我们推荐大家**使用微波炉来“温蔬菜”**。将切好的蔬菜放到微波炉专用的硅胶蒸汽盒中，放到微波炉里加热两三分钟就好了。

这样一来，不用使用油，而且即使很忙也能简单地很快就做好。

不光是蔬菜，也可以和肉或鱼一起加热，就变成了美味的炊蒸料理。最近，介绍这种利用微波炉做简单料理的书籍推出了很多。只要参考这类书籍，就可以做出低热量且富含蔬菜的菜肴了吧。希望大家都能多多参考。

A 活用“蒸菜”

①

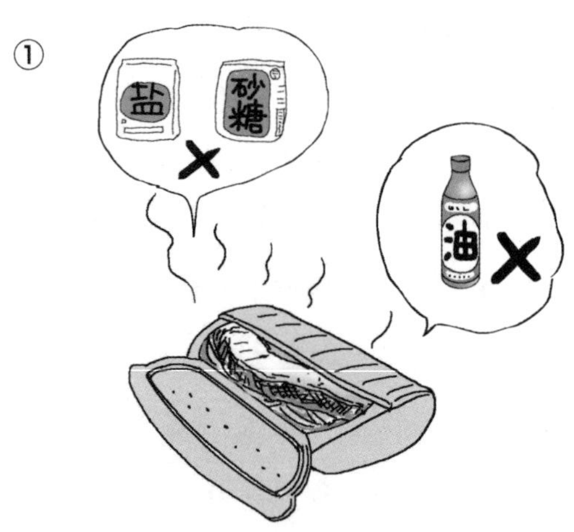

- 只需少量油、盐和糖
- 减少蔬菜的分量，可以吃更多
- 使用硅胶蒸汽盒，很简单

②

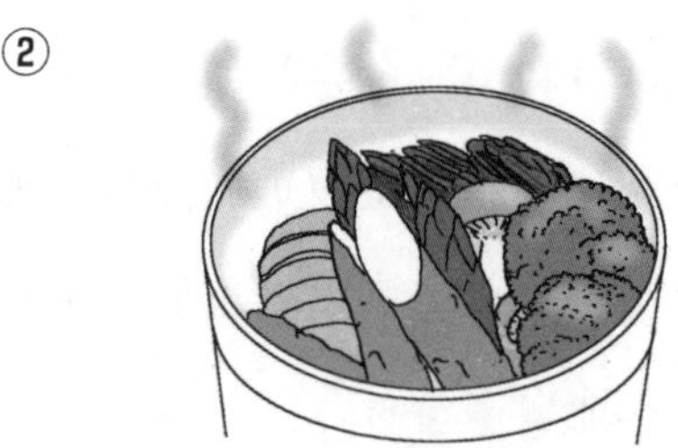

- 使用蒸笼，“美味佳肴”更简单

④肉类和鱼类的选择方法

在“饮食顺序疗法”中，我们没有对主菜做出太严格的要求。因为，作为主菜的肉、鱼、大豆及豆制品等并不像碳水化合物那样会引起血糖值的急剧上升。

当然，也不能因此就轻视主菜的选择。

好的主菜应富含“蛋白质”。**蛋白质是构成我们身体细胞的原料**，所以，如果蛋白质不足的话，会导致细胞新陈代谢出现紊乱。

相信大家听说过因减肥等极端减少食量的做法，导致肌肤失去弹性和光泽，头发干枯，人变得憔悴不堪的事情吧。造成这种现象的最大原因就是蛋白质不足。

蛋白质不足造成的不良影响，不仅表现在人的容貌上。

血管壁的细胞是不断更新的，如果构成细胞的蛋白质不足的话，就会导致并加速动脉硬化。于是，血管老化易碎，血管壁变得脆弱，容易引发心脏疾病和脑血管疾病。

因此，为了保持血管的健康强健，多摄入优质蛋白质是非常重要的。

我们摄入蛋白质的来源主要有肉类、蛋类、鱼虾类、大豆及豆制品等，关于摄入方法也各有其需要注意的地方。

众所周知，肉类中的肥肉含有大量可导致动脉硬化恶化的饱和脂肪酸。因此，如果老是吃肥肉多的肉类的话，反而会加剧动脉硬化。

吃肉的时候，要选择去皮的鸡肉、牛肉，以及猪肉等肥肉较少的瘦肉（比如里脊、腿肉等）。排骨、五花肉馅、带皮鸡肉等最好少吃。

至于鱼虾类，就不必担心动脉硬化的问题了。鲑鱼、鳕鱼、鲷鱼等的白肉鱼或者乌贼、章鱼、虾等，脂肪含量低，是**低热量、高蛋白质的理想主菜**。可以说是改善“三高”最为合适的蛋白质。

除了白肉鱼，像竹荚鱼、鲐鱼、沙丁鱼、秋刀鱼等青贝鱼类虽然含有较多脂肪，但鱼类的脂肪一般是 EPA（二十碳五烯酸）和 DHA（二十二碳六烯酸）等，是可以抑制动脉硬化的

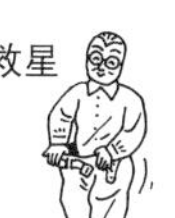

“主菜”——请选择这些食物

肉类

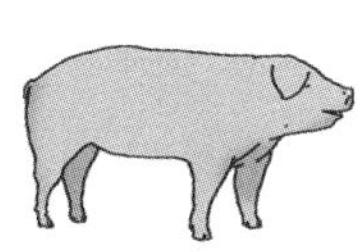

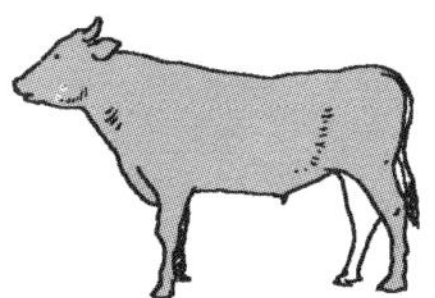

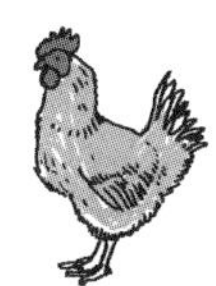

猪肉和牛肉，请选择肥肉少的瘦肉（里脊、腿肉，鸡肉请选择不带皮的部分

鱼、鱼虾类

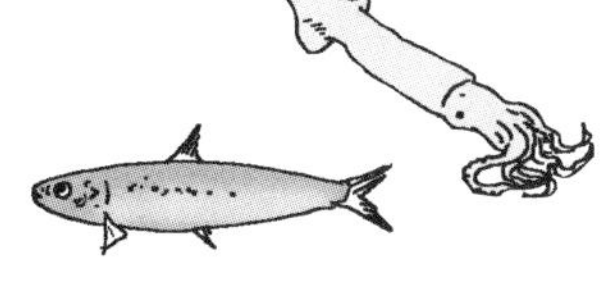

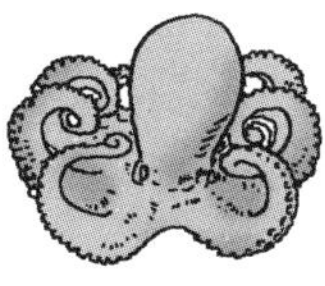

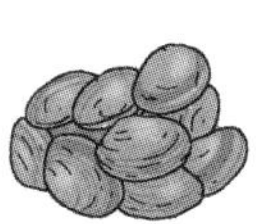

此类都是低热量、高蛋白的理想食物。鱼类中的不饱和脂肪酸可以预防动脉硬化

大豆

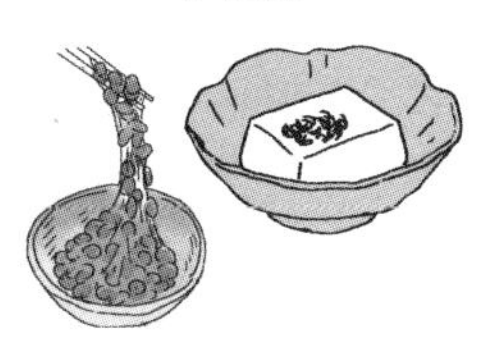

纳豆有消溶血栓的作用。

乳制品

补充钙质、强健骨骼。如不喜欢喝牛奶，可选择酸奶或乳酪（选择低脂或脱脂型）。

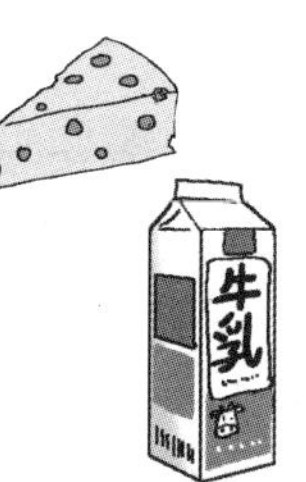

不饱和脂肪酸。不仅不用担心动脉硬化的问题，这些不饱和脂肪酸还具有以下多种功能。

减少脂肪、减少中性脂肪、促进脑部血液循环、降血压、减少 LDL 胆固醇（不良胆固醇）、增加 HDL 胆固醇（良好胆固醇）、促进肠促胰岛素（GLP-1）分泌预防糖尿病、安神等。

对于想预防和改善“三高”及肥胖的人来说，鱼类的不饱和脂肪酸可以说是再合适不过的成分了。虽然有的患者会说“我不喜欢吃鱼”，但是为了您的健康，还请您多多尝试。

⑤更加灵活地吃大豆

另外一个蛋白质的重要来源就是大豆及大豆制品。

大豆及大豆制品中富含的植物蛋白，同肉类一样是构成人体细胞的重要原料。

大豆自不消说，以大豆为原料制成的豆腐、纳豆、豆腐丸等都是非常好的主菜。

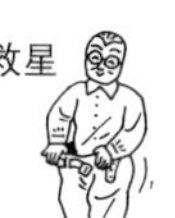

有研究发现，**纳豆黏丝中富含一种叫做纳豆致活酶的酵素，可以消溶血液中的血栓**。血栓作为血液中的斑块，在血管中堆积的话，成为引发脑梗塞、心肌梗塞的重要原因，所以，纳豆中的这种成分，可以说是非常好的存在。

此外，跟纳豆一样，其他大豆制品也**具有降血压的作用**，可以说是应对“三高”的优良蛋白质。

像这样，如果每天能各吃一次肉类、鱼虾类、大豆及大豆制品的话，就可以非常营养且均衡地摄取蛋白质了。比如说，早饭的主菜是纳豆、午饭是烤鱼、晚饭是肉类的话，就能做到不过量摄取脂肪的前提下，高效摄取足够优质的蛋白质了。

除此之外，每天吃一个鸡蛋、喝 200 毫升牛奶的话，一天所需的蛋白质就足够了。

喝牛奶不仅可以预防缺钙，还可以强健骨骼，杜绝骨质疏松症的发生。如果不喜欢喝牛奶，酸奶（无糖纯酸奶为好）也是可以的。

以前，一般认为胆固醇高的人应避免食用鸡蛋，但最近的观点认为，每天吃一个鸡蛋无妨。

⑥方便的“发酵食品”

曾经，排毒（detox）一词非常流行，直到最近才普及开来。排毒主义者深信，通过排出体内积存的废物和毒素，来起到改善高血糖和高血脂的作用。

实际上，从体内排出的废物中，75% 是粪便，20% 是尿液，还有 3% 是汗液。

也就是说，大部分废物都是粪便。应该说，**改善肠道内环境、预防便秘可以有效改善“三高”**。

为了整顿肠道内环境，增加可以促进肠道消化吸收和排便的益生菌是非常重要的。

在这一点上能大显身手的就属“发酵食品”了。

发酵食品富含乳酸菌，这是益生菌最喜欢生存的菌种。

但是，无论吃多少乳酸菌，如果到达不了肠道，益生菌也无法增加。较之其他众多的乳酸菌，发酵食品中富含的乳酸菌可以忍受胃酸等的强烈刺激，直达肠道，且多为生命活

“发酵食品”的优点

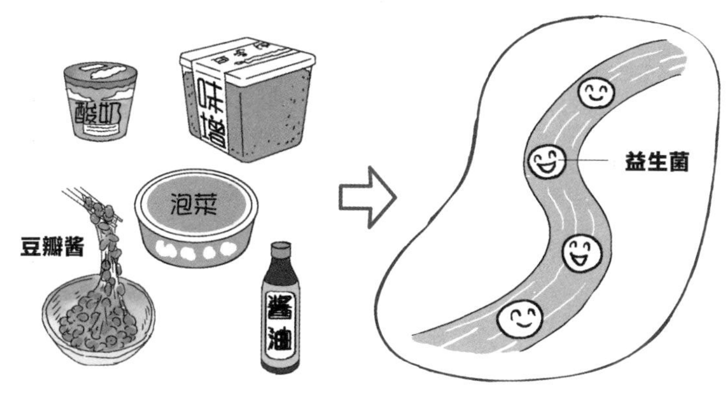

力顽强的植物菌。

日本食品本来就是发酵食品的宝库。**纳豆、豆瓣酱、酱油、腌渍食品**等都属于发酵食品。**韩国泡菜、日本人最爱的酸奶、乳酪**等也是发酵食品。

在控制好盐分的前提下，好好利用发酵食品，可以提升“饮食顺序疗法”的效果。

⑦“饮食顺序疗法”的调味准则

调味也是重点。如果主菜使用大量的盐和酱油，口味很重的话，那么后面就会因为太咸而吃太多主食。

光吃主菜的时候，口味清淡一点比较好吃。

有很多患者反映说，他们一开始按照之前的调味方式来做主菜，但光吃主菜让他们感觉太过咸辣，于是自然调味就变得清淡了。

原本，酱油、豆瓣酱、盐等就含有盐分，如果摄取过多的话，会引发高血压。所以，为了身体健康，减少盐分摄入是基本原则。

与西餐相比，日本料理往往使用更多的盐分。而且，原本为了让米饭吃起来更美味，日本料理在调味的时候就口味偏重。**重口味主菜，使主食吃起来更美味，食用主食的量就增多，往往形成对“三高”不利的恶性循环。**

先吃蔬菜、最后吃主食，仅仅是这样改变饮食顺序后，就

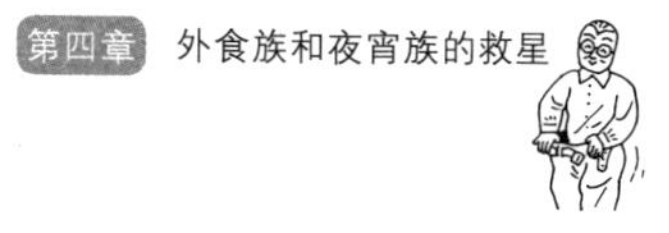

能使调味变的清淡。所以，不会有“必须减少盐分摄入”“口味淡不好吃”等的压力，自然而然地就能减少盐分的摄入量。

主菜调味是否清淡也会影响到高血压的改善与否。

⑧好好“吃醋”

在各种调味品中，我们希望大家一定要活用的是“醋”。

从食物中摄取的营养物质，在人体内会被分解为柠檬酸等八种酸，分解过程中会产生人体所需的能量。这一过程被称为柠檬酸循环，实际上起到了**“能量生产工厂”的作用**。

醋中所含的醋酸，有帮助柠檬酸循环产生能量、促进新陈代谢的作用。

而且，最近的研究表明，每日摄取一定量的醋，**可以“稳定血压”、“降低胆固醇”、“抑制血糖值升高”**等。为了身体健康，人们越来越多的摄取醋了。

不过，单纯地喝很多醋的话，我们的胃黏膜会受不了。所以，将醋作为调味品来好好使用就没问题了。

每天摄取 1 ~ 2 大汤匙醋，就可以起到稳定血压和胆固醇的作用。将醋作为调味品好好利用，酸味可以弥补少放盐的不足，使菜肴尝起来依然美味，这也是醋的魅力之一。

像橙醋酱油这样，在调味品里加醋，可以达到减少盐分的目的。好好利用的话，对预防高血压更加有效。

自从醋的健康功能被认识到以后，苹果醋、红糖醋、蜂蜜醋、番茄醋等各种醋饮品也逐渐被开发出来。

通过喝醋饮料来摄取醋也是可以的，不过这些饮品中如果加了砂糖的话，**会使血糖值升高，对改善“三高”有反作用**，所以，请仔细确认原材料标识后再行购买。

⑨宜食的水果和忌食的水果

厚生劳动省建议日本国民每天摄取 200 克富含维生素和矿物质的水果。这对于高血糖患者来说，有点太多了。

对于高血糖患者来说，每天吃 1/4 或者半个苹果，两个小个头的橘子就可以了。并且，不要在饭前吃，**尽量在两餐之间吃**。

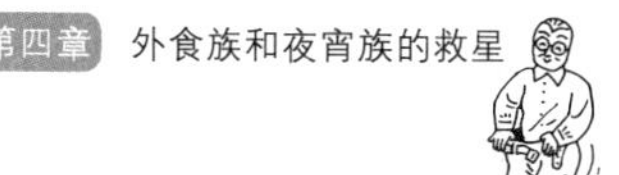

水果当中，有些富含葡萄糖和蔗糖易导致血糖值升高，有些则不会。如果实在很想吃水果的话，那么请选择标有○记号的。

× 易使血糖值升高的水果

香蕉、葡萄、菠萝、柿子。尤其是香蕉和柿子，越熟的越容易使血糖值升高。

○ 不易使血糖值升高的水果

草莓、葡萄柚、苹果、桃子、梨等。

维生素和矿物质是重要的营养物质，多吃蔬菜的话，自然就能吸收。在进行“饮食顺序疗法”对抗“三高”的时候，请尽量控制水果的食用。

此外，**还要特别注意水果烘干后的水果干**。葡萄干、蜜饯等往往被人们认为是健康食品，而且人气很高，但实际上其所含糖分很多，会导致血糖值迅速升高。建议糖尿病患者少吃为妙。

⑩甜点怎么吃

香甜的糕点，却能使血糖值急剧上升。冰淇凌、巧克力、蛋糕、曲奇、甜馅饼等，这些使用了大量砂糖的甜点不适合“三高”患者食用。

一般说来，最好不要吃甜点。但是，我们建议可以先从减量开始。比如说，原来每天吃两次，可以先减少到每天一次，然后再将这一次渐渐减少一半的数量，将卡路里控制在 100 卡以内。总之，先从自己能做到的范围开始调整。

我们建议可以吃的点心有：原味酸奶、凉粉做成的低热量食品、加入人工香料的口香糖和糖果、润喉糖、海苔等。最近，标明无糖的甜点也开始上市，大家可以试试。

此外，如果吃点心时搭配茶、大麦茶、咖啡或者红茶的话，不要加砂糖，或者使用人工香料。

吃点心的时候不要喝糖分很多的橘汁或者碳酸饮料。

“水果”和“甜点”——要这样选着吃！

▶ 水果的选择方法

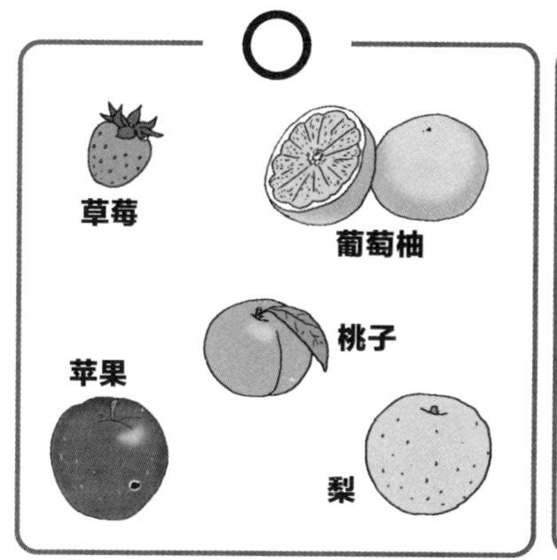

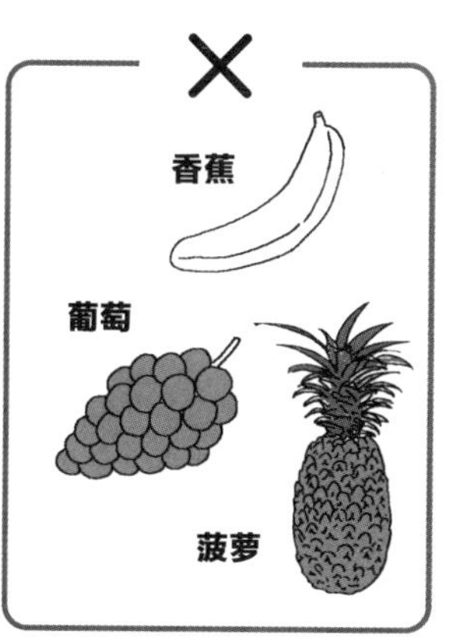

请避免食用香蕉、葡萄等富含葡萄糖和蔗糖的水果

▶ 甜点的选择方法

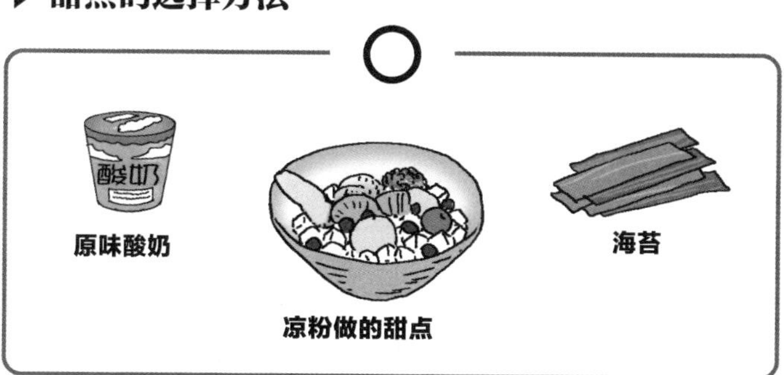

请选择低热量、无砂糖的点心

致夜宵一族

吃什么、吃的顺序都很重要，但**“何时吃”这一时间点也非常重要**。

最近，关于研究生物钟基因和进食节奏的“时间营养学”受到关注。

比如说，早上好好吃早饭的孩子成绩好，其实并不仅仅是早饭补充了大脑能量这么简单。

吃早饭，可以刺激控制大脑中控制身体节奏的中枢神经。在这一刺激的影响下，身体内的“生物钟基因”得以调整，从

而能够提高学习效率。

所谓的生物钟基因，是存在于全身60万亿细胞之中的遗传物质。它在我们的身体中，就像时钟一样24小时运作，掌管着体温的调节及荷尔蒙的分泌等。

如果人体的生物钟基因的节奏被打乱，运动机能和能量代谢降低，就容易发胖。

生物钟基因中的一种——BMAL-1，具有使脂肪在细胞中堆积的功能。这一功能一般在下午两点钟的时候最弱，过后渐渐增强，晚上十点到凌晨两点的时候达到最强。

我们经常说的“为了预防肥胖，晚上太晚了不要吃东西”，就是因为在BMAL-1功能强大的深夜吃东西的话，会促进脂肪在人体内的堆积。

通常，一顿饭的消化吸收一般需要三到四个小时，为了能在深夜一点之前消化吸收完食物，夜里九点之后就不要再吃东西了。

在这里，我们建议大家“分餐”。

比如，估计到晚上可能要加班的话，傍晚就先吃一些蔬菜

汁 + 饭团或者沙拉 + 三明治等来垫垫肚子。晚上工作结束后，再吃些蔬菜和富含蛋白质的主菜，容易变成中性脂肪的碳水化合物，晚上 9 点以后就不要再吃了。

而且，晚上太晚吃饭的话，会使胰岛素的分泌量增加。

如果无故让胰岛素分泌过多，最终会导致胰岛素量不足，其功能减退，引发糖尿病。

为了有效利用胰岛素，晚上也不要太晚吃饭。

晚上吃太晚时——最好“分餐”

<傍晚>——先吃蔬菜

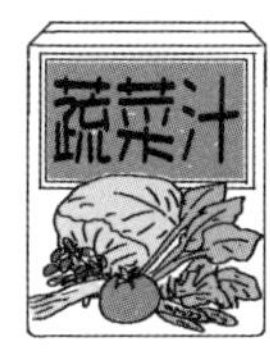

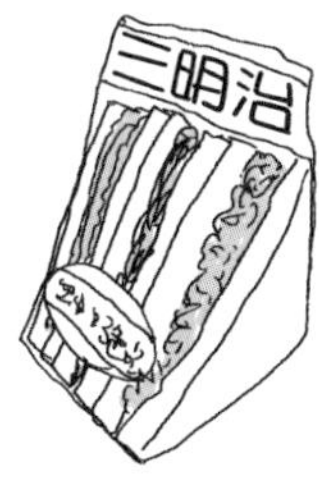

傍晚先喝点蔬菜汁或者吃个三明治垫肚子。
重点是，一定要喝蔬菜汁或者吃沙拉。

<夜宵>——不要吃碳水化合物

蔬菜沙拉

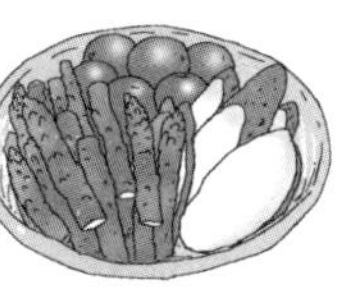

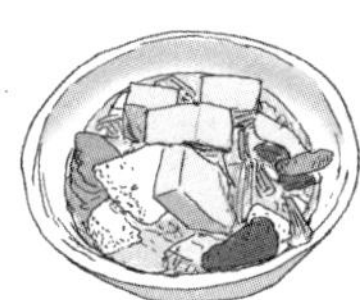

富含蔬菜的味增汤

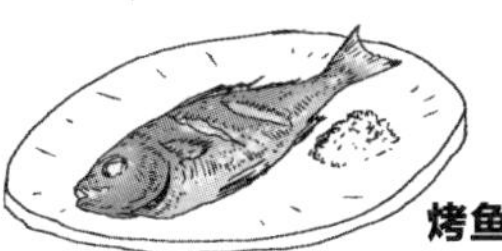

烤鱼（烤肉）

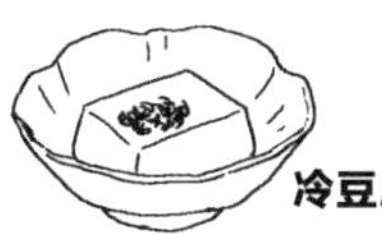

冷豆腐

回家后吃蔬菜和富含蛋白质的主菜。
不要吃米饭、面包、意大利面等碳水化合物。

在外吃饭多的人应该知道的

有很多人，每天忙于工作，没有时间在家自己做饭，就从外面买点饭菜来吃。

众所周知，外卖的饭菜一般蔬菜都比较少，碳水化合物和脂肪含量较高。

就拿快餐店的牛排套餐来说，即使配套小份沙拉，汤里也没什么菜，牛排的配菜也只是煎土豆片、意大利面、土豆沙拉等糖分很多的食物。吃这些的话，几乎摄取不到蔬菜。

拉面、牛肉盖饭、猪排盖饭、亲子盖饭等午餐人气套餐也

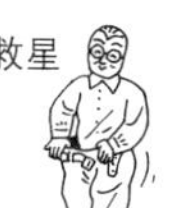

是如此。

洋快餐中的汉堡包一般也是只配有土豆。

最近，在便利店、超市等也会看到有增加了膳食纤维的便当出售，但大多数都是饭的分量大，会导致饭后血糖值的迅速上升。**特别是汉堡包便当、炸肉便当和招牌便当等以量大为卖点的便当，要特别小心。**

这类食品吃多了，血糖值上升也不是没有道理的。甚至可以说，就是这样的饮食导致了“三高”。

对于正值壮年的人来说，工作上的应酬不可避免，每顿饭都按照“饮食顺序疗法”的要求来吃确实很困难。但是，容易患上“三高”的人正是这些忘我工作的人。所以，只有稍稍改变饮食生活，才能更加健康地投入到工作当中去。

有些人中午没法自己带便当吃或者晚上没法自己做饭吃的话，还是有办法摄取到蔬菜的。

对于在外面吃饭多的人来说，下面我们介绍的几点请务必试一下。

①一瓶蔬菜汁就这么棒

对于在外吃饭多、没法自己做饭的患者，我们建议其从喝蔬菜汁开始尝试。

虽然蔬菜汁要经过加热处理，所以比起生吃蔬菜来还是有些差异的。比如，酵素等营养物质就被破坏掉了。但还是可以摄取维生素等，有利于营养均衡。

看一下包装上的成分表，加入了什么蔬菜（水果）、热量和膳食纤维的量、可摄取的蔬菜量等指标一目了然。对于工作繁忙的各位来说是补充蔬菜的必备佳品。

下面，对蔬菜汁的选择方法及饮用方法做一下总结。请大家参考。

□ 首先确认包装上的成分表

□ 选择富含膳食纤维的

□ 选择不添加水果，100% 蔬菜的

- □ 选择碳水化合物少、热量低的
- □ 请在饭前 5 ~ 10 分钟饮用
- □ 随身携带蔬菜汁粉末，饭前泡来喝也可以
- □ 推荐番茄汁（无盐）

即使平常在家里做饭吃的人，出差或旅行担心蔬菜摄入不足的时候，也可以试试“**饭前蔬菜汁**”的方法。

②点餐的诀窍

外面餐馆的饭菜，有的会使血糖值升高，有的则不会。下面，我们为大家具体总结一下对“三高”有益的菜品和应避免的菜品。

便利店

【NG 例】3 个饭团 + 瓶装饮料茶、牛奶红茶 + 三明治、碗装方便面 +1 个饭团、甜面包 + 咖啡、土豆沙拉 + 三明治、

煮南瓜 + 饭团等。

【OK 例】蔬菜汁 +2 个饭团、番茄汁 + 三明治、蔬菜沙拉 + 三明治、凉拌菜 +2 个饭团。

※甜面包含糖分很多，不建议在正餐中吃。要作为甜点一类对待。

快餐

【NG 例】汉堡包 + 煎土豆片、汉堡包 + 炸鸡、汉堡包 + 洋葱圈等。

【OK 例】蔬菜沙拉 + 汉堡包、富含西红柿或生菜等蔬菜的汉堡包、鳄梨汉堡。

※请在饭前吃个西红柿或者喝杯蔬菜汁。

面类

【NG 例】拉面 + 炒饭、乌冬面 + 豆皮寿司、山药汁荞麦面 + 饭团、意大利面 + 法式面包等。

【OK 例】富含蔬菜的汤面或什锦鸡汤面、野菜乌冬面、菌菇荞麦面、配有蔬菜沙拉的意大利面、富含菌菇或蔬菜的

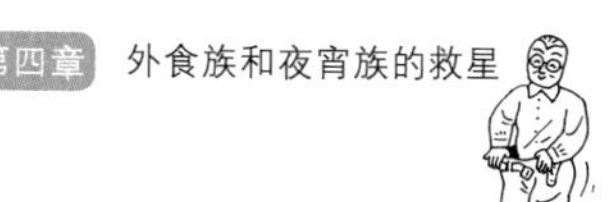

意大利面。

※请在饭前吃个西红柿或者喝杯蔬菜汁。

日本料理

【NG例】猪排盖饭+荞麦面套餐、乌冬面+什锦炒饭等、面类和米饭套餐、炸货份饭等油炸食品。

【OK例】选择烤鱼份饭、炖鱼份饭、生鱼片份饭等鱼类比较放心。搭配凉拌菜、醋拌菜、炖蔬菜、蔬菜沙拉等蔬菜的主菜。

西餐

【NG例】配菜是土豆泥或煎土豆片的菜品。

【OK例】富含蔬菜的汤、搭配蔬菜沙拉的菜品。

中式料理

【NG例】拉面+炒饭、糖醋里脊、烧卖、煎饺、春卷（春卷皮属于碳水化合物）。

【OK例】八宝菜、青椒肉丝等富含蔬菜的炒蔬菜等。

韩式料理

【NG例】朝鲜烩饭等米饭类菜品。

【OK例】凉拌青菜、用生菜叶等包着吃的烤肉等。

※烤肉的酱汁加了很多砂糖，所以不要吃太多。

居酒屋

【NG例】开始请不要点这样的菜品：玉米沙拉、炸墨鱼腿、香肠拼盘、炸鸡、油炸海鲜、土豆沙拉、土豆炖肉、煎土豆片、炒饭、饭团等。

【OK例】开始请点这样的菜品：毛豆、冷豆腐、时令蔬菜沙拉、凉拌西红柿、烤菌菇、酒蒸蛤蜊、山葵鱼板、烤鸡肉串（椒盐味、别吃鸡皮）、生鱼片、烤鱼等。

※因为酒也有热量，所以不要过量。

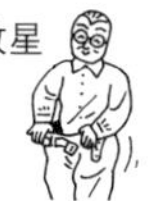

③小心“隐藏的‘糖分’”

读到这里，各位读者对于甜点类、米饭、面包、面类、根茎类、水果等富含糖分的食物就会一目了然，加倍注意了。

但是，糖分还会隐藏在一些意想不到的食物当中。为了预防和改善“三高”，我们还必须学会辨别“隐藏的糖分”。

比如说，**烤肉的酱汁和炖煮料理**等。

烤肉的酱汁含有大量砂糖，务必注意吃烤肉的时候不要加太多。

至于炖煮料理，虽然可以吃到很多蔬菜，但是市面上出售的炖煮料理大部分都加入了大量的砂糖。就算自己在家做，也要控制不要放太多砂糖。

乌冬面或荞麦面的汤汁、各类浇汁、酱汁等也是用了大量的砂糖。面类的汤汁里面含有大量的盐分，所以吃完面以后不要喝太多面汤。注意也不要加太多浇汁。

此外，日式甜点中使用的**“葛根粉”**、冷面和粉丝、饺子和烧卖皮的原料**“面粉”**、炸货外皮使用的**“面包粉”**、**“面粉”**、**“土豆粉”**等各种淀粉类，其主要成分是糖分，所以这些淀粉类制成的食物不要吃太多。

通常我们认为对健康有益的蜂蜜、红糖等，也会使血糖值升高。“三高”患者务必要少吃。

与“酒精”的相处之道

只要血压、血糖值、中性脂肪等指标居高不下，医生都会要求患者“少喝酒”。而且，如果得了“三高”的话，每次喝酒都会背负强烈的罪恶感。

我完全理解有的患者“晚饭一杯酒，赛过活神仙”的感受，所以我不会要求他们完全戒酒。

“饮食顺序疗法”的优点就是没有限制。就算是酒精，只要适量也能享受小酌的乐趣。

但是，一定要遵守适量的原则，并且要**慎重选择下酒菜**。

一天的饮酒量，啤酒的话中等瓶一瓶、日本酒的话一合（180毫升）比较合适。超过这个量的话，不仅热量超标，而且肝脏也受不了。

此外，饮酒的时机也很重要。

请先吃光蔬菜，再就着主菜喝酒。请改掉“不管三七二十一，先喝一口啤酒再说”的习惯。既然已经不用禁酒、戒酒了，那就稍微让步一下吧。

而且，喝酒的时候，最好少吃主食。

俗话说“酒乃百药之长”。适度饮酒可以延长寿命，但是过量饮酒却是大忌。

在适量的范围内享受饮酒的乐趣，前提是先将蔬菜吃光。请牢记这一点。

【专栏】关于低 GI 食品

大多数人都会拥有比自己想象中要多的“饮食习惯”。改变这些长年累月形成的习惯不是一件简单的事情。

正因如此，集中从“先改变饮食顺序”这一点做起比较好。

改变了“饮食顺序”后，不管是血糖值，血压、胆固醇、中性脂肪值等指标都会渐渐降下来。

患者对这样的结果瞠目结舌，都会怀着“怎么做会更进一步下降呢？”的迫切想法，更加积极地投入到“饮食顺序疗法”中去。

其实，更加有效的方法是利用 GI 值来选择食材。

GI（升糖指数 = Glycemic Index）值是指，衡量某种食材在人体内转化为糖分、使血糖值上升速度的指标。

看起来有点复杂，简单来说，GI 数值越低，预防和改善

“三高”的效果越好。

这是因为血糖值上升速度变慢的话，可以抑制胰岛素的分泌。

实际上，GI值越低的食材，被吸收得越慢，耐饥效果越好，对抑制血糖值上升和减肥也更加有效。

例如大米和小麦当中，粗加工的糙米面要比精细加工的精米面含有更多的膳食纤维和矿物质，所以其GI值就更低。我们经常说比起精米来，糙米或胚芽米更有利健康就是这个道理。

但是，这种活用GI值的想法还缺乏详细准确的数据来支撑，所以，日本糖尿病学会还没有将其引入。

不过大家还是可以将其作为参考，在能力范围内尝试一下（主要食材的GI值见下页表格）。

GI值越低，预防和改善“三高”的效果越好

	食品名称	GI值
甜点类	爆米花（平均值）	72
	冰淇凌（平均值）	61
	柳橙汁（加拿大）	46
	凤梨汁（无糖/加拿大）	46
	豆浆（全脂/澳洲）	44
	生胡萝卜汁（雪梨·澳洲）	43
	苹果汁（100%果汁）	39
	酸奶（加拿大）	36
	番茄汁（无糖/澳洲）	38
水果	西瓜（澳洲）	72
	猕猴桃（平均值）	53
	香蕉（平均值）	52
	芒果（平均值）	51

	食品名称	GI值
水果	葡萄（加拿大·意大利/平均值）	46
	桃子（平均值）	42
	柳橙（平均值）	42
	草莓（雪梨·澳洲）	40
	李子（平均值）	39
	苹果（平均值）	38
	梨（平均值）	38
	葡萄柚（加拿大）	25
蔬菜	南瓜（南非）	75
	胡萝卜（平均值）	47
	叶类蔬菜（菠菜等）	0
	生菜	0
	小黄瓜	0
	卷心菜	0
	西兰花	0
	芹菜	0

即使同为谷类，但请尽量选择表格下方“GI值低”的食品。

（节选自《糖尿病痊愈了！饮食顺序疗法》）

	食品名称	GI 值
谷类·根茎类	玉米片（平均值）	81
	米饭+咸梅干（日本）	80
	米饭+鲣鱼粉（日本）	79
	全麦面包（平均值）	71
	白面包（平均值）	70
	米饭+低脂牛奶（日本）	69
	米饭+醋腌小黄瓜（日本）	63
	乌冬面（澳洲）	62
	地瓜（平均值）	61
	米饭+酸奶（日本）	59
	意大利面（法国/平均值）	57
	米饭+纳豆（日本）	56
	糙米（平均值）	55
	甜玉米（平均值）	53
	黑麦面包（平均值）	50
	通心粉（平均值）	47
	荞麦面（泡面/日本）	46
	意大利面·粗磨面粉（平均值）	37

	食品名称	GI 值
种实类	花生（平均值）	14
	杏仁	0
	榛果	0
肉类·鱼贝类	牛奶（全脂、平均值）	27
	牛肉	0
	小牛肉	0
	奶酪	0
	猪肉	0
	羊肉	0
	蛋	0
	意式香肠	0
	鱼	0
	金枪鱼	0
	贝类、壳类（虾、蟹、龙虾等）	0

※（ ）内为产地

※ 即使是相同的谷物，也会因精加工程度不同而 GI 值不同

第五章

简单运动提升“饮食顺序疗法”效果

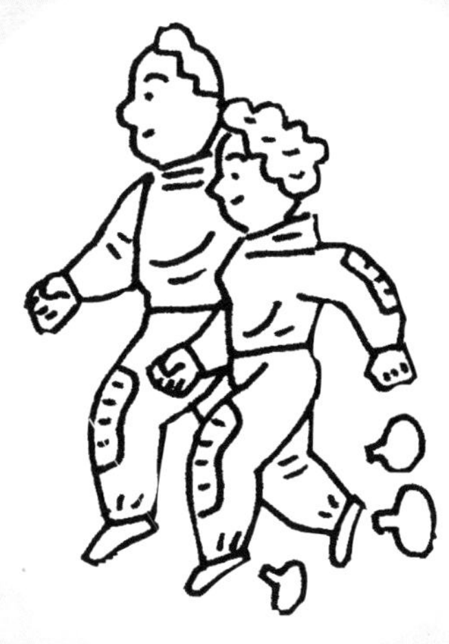

▸ 有效改善三高的大腿肌肉 ◂

患有高血压、高血糖、高血脂这“三高”的人，或是正朝着“三高”状态发展的人，如果不改变一直以来的饮食习惯的话，血液状态将得不到改善。

而“饮食顺序疗法”正是改变以往饮食习惯的最简单方法。如果配合一些运动的话，将事半功倍。

说起“为了健康而运动”，大家可能会想到长时间的健步走、网球等激烈运动、严格的肌肉训练等。这些运动确实能取得较好的效果，但现实是很难坚持下来。这里给大家介绍一种

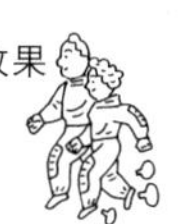

能够迅速而有效达到运动目的的方法——**增加“大腿肌肉量”**。

有超级简单的方法可以增加“大腿肌肉”，从而使“饮食顺序疗法”走上良性循环。

那么，为什么“大腿肌肉”很重要呢？

不怎么肥胖的人为什么还会得糖尿病或“三高”

与欧美人相比，日本人“相对较瘦但并发糖尿病的人却多”。确实，与欧美满大街常见令人瞠目的胖人相比，日本人中“超级肥胖体质”的人几乎没有。

那为什么与欧美人相比，日本人“不那么胖却有糖尿病”“相对较瘦却患有‘三高’”呢？

其中的原因之一可能就是“肌肉量”。

血液中的葡萄糖在胰岛素的作用下被输送到细胞中去，作为能量来源被利用。此时，获得葡萄糖最多的就是肌肉，大约有 75% 的葡萄糖被肌肉所消耗。

体型较瘦的人自身肌肉量少，葡萄糖失去了本来应该蓄积的场所而只能流向血液中去，结果容易导致血糖值上升。

这样一来，为了让多余的糖分转化为能量，身体就会分泌更多的胰岛素。于是，不仅血糖值升高，还会导致高血压、高血脂等“三高”问题。

此外，人的体温40%以上是由肌肉维持的，如果肌肉不足的话，体温也会下降。体温下降后，代谢能力降低，糖分和脂肪等各种废物无法燃烧，只能残留在血液和身体中。

如此一来，又陷入了“三高”的恶性循环。

肌肉不足，不仅降低葡萄糖的代谢，也会导致体温下降，成为诱发“三高”的重要原因。

只需刺激“大腿肌肉”

像之前所说的，血液中75%的葡萄糖都被肌肉所消耗。

说起来有点专业，肌肉分为红肌和白肌两种，**刺激其中的红肌，就可以增加糖分的消耗量。**

红肌的肌肉细胞中有种叫“GLUT4”的蛋白质，受到运动等的刺激后，就会移动到肌肉细胞的表面，将血液中的葡萄糖运送到肌肉中去。

为了使这种“GLUT4”蛋白质数量增加且活性增强，必须增加红肌的肌肉数量。

人体的肌肉约有70%集中在下半身，特别是大腿的肌肉，大部分是红肌。

也就是说，**能够使大腿肌肉得到锻炼和强化的运动，对改善“三高”有直接作用。**

因此，我们所倡导的运动，并不是那种很严格的全身运动。我们的目的是让大腿的肌肉获得刺激。一开始不要给身体添加过度的负担，按照下面介绍的“气功健步走”或“气功深蹲”来做就足够了。

▸ 零负担却效果佳的“气功健步走”◂

“气功健步走”是一种不给身体增加过度负担、重点锻炼大腿肌肉，预防和改善“三高”的理想运动。

“气功健步走”不是单纯的健步走，而是带有“气功”的运动，血液消耗葡萄糖的时候需要氧气的参与，所以，在运动的时候，吸入大量氧气的话效果会更好。

我们一直在探讨希望找到一种有氧运动在不使脉搏或血压升高的前提下健身效果明显，且能加速体内葡萄糖的消耗。带着这样的思考，1994 年我们在京都市立医院开始了“气功健

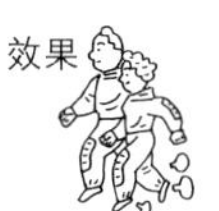

步走”的讲座。

我们倡导的“气功健步走”是将中国古代流传下来的“气功”和很容易能做到的“健步走”相结合的运动。

虽说是**不给身体增加负担的慢运动，但也是高效消耗能量**的好运动。

气功健步走不需要快速走。而是一边有意识地缓慢呼吸一边走，因此广受患者好评。

受到好评还因为各项指标出现了令人高兴的变化。

我们让患者分别进行 30 分钟“普通的健步走”和“气功健步走”，然后分别调查运动后的血糖值和脉搏。“普通的健步走”血糖值平均仅下降 6.4mg/dl，而“气功健步走”却下降了 17.4 mg/dl。

脉搏数方面，“普通的健步走”会使脉搏从 80 增加到 140，而“气功健步走”则是从 75 增加到 82，几乎没有什么变化。

之后，对进行“气功健步走”三个月后 6 的患者进行测量，空腹血糖值从 200mg/dl 以上下降到 100mg/dl，HbA1c 下降了约 2%，陆续出现了惊人的效果。

“气功健步走”的特征是，在做腹式呼吸法的同时，吸入大量的氧气，缓慢健走。

虽然是缓慢运动，但确实能使大腿肌肉得到锻炼，激发之前讲过的“GLUT4”的活性，使葡萄糖更容易地进入肌肉。

而且，因为吸入了大量的氧气，葡萄糖的燃烧加速，使能量代谢更加有效。

【“气功健步走”的做法】

首先，深呼吸，全身放松。

然后，用鼻子慢慢吸气，双手大幅度向左侧摆动，同时左腿以脚贴地面的形式向前迈出。从口中慢慢呼气，左脚站定，双手向左后方摆动。

之后，用鼻子吸气的同时双手移动到身体右前方，迈右脚。

这里的重点是呼吸法。

从鼻子中吸入的空气集中到丹田处，呼气时要想象成将体

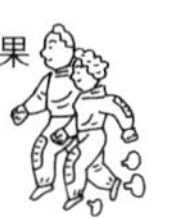

内浊气呼出的感觉。

这样连续走15分钟以后，休息2分钟，再走15分钟。在室内做的时候，就沿着大圆圈的方向健走。

走完30分钟以后，深呼吸，结束。

就这样，不要勉强自己，在能力许可的范围内坚持下去。

“气功健步走”的做法

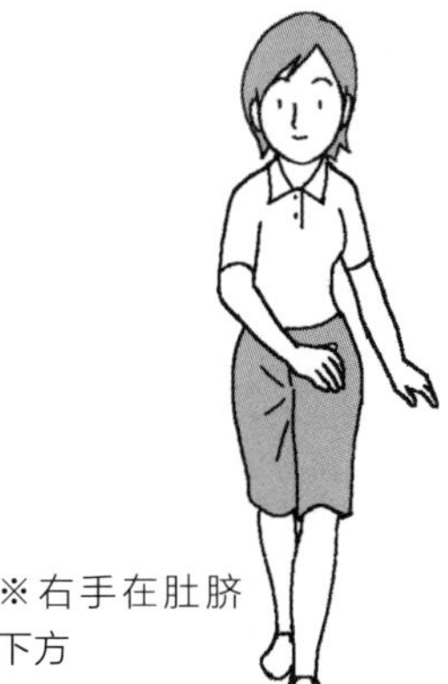

① 用鼻子慢慢吸气，双手大幅度向左侧摆动，同时左腿以脚贴地面的形式向前迈出。

② 从口中慢慢呼气，左脚站定，双手向左后方大幅度摆动。

※右手在肚脐下方

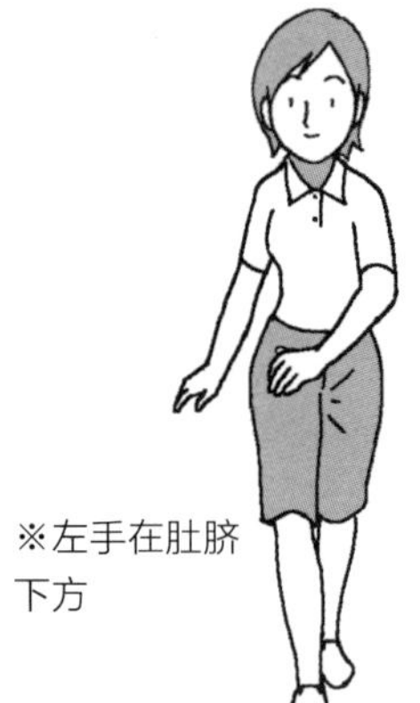

③ 这次双手移动到身体右侧（用鼻子吸气），同时迈右脚。

④ 从口中慢慢吐气，右脚站定，双手向右后方大幅度摆动。

※左手在肚脐下方

配合缓慢深呼吸，这样连续走 15 分钟，休息 2 分钟，再走 15 分钟。

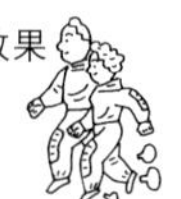

睡前做效果更佳的“气功深蹲”

“气功深蹲”是谁都可以做得来、简单、有效的预防和改善“三高”的运动。对于那些终日繁忙或者抽不出完整时间的人来说，可以多尝试一下“气功深蹲”。

跟“气功健步走”一样，“气功深蹲”也是在普通的深蹲运动中加入气功。

提起深蹲，你可能会联想到严苛的肌肉力量训练，但气功深蹲却是缓慢的、在自己力所能及的范围内进行的膝盖屈伸运动。这一运动没有场所的限制，即使在家里也可以轻松做得来，所以请大家多加尝试。

“气功深蹲”具有促进血液循环、刺激大腿肌肉、激发“GLUT4”活性、降低血糖值的作用。

晚饭吃的太晚，就那么睡去的话，会导致血糖值的上升。**但是，饭后做做“气功深蹲”，就能消耗掉血液中的葡萄糖，早上醒来血糖值就会降下来。**

【“气功深蹲”的做法】

首先，两脚分开站立，放松全身力量。

两手手掌保持在丹田处，将意识集中于此处。

然后做膝盖的屈伸动作。背部挺直，慢慢地从口中呼气，同时两手向左右两边打开，弯曲膝盖，整个过程持续大约 5 秒钟。

结束后，用鼻子吸气，同时将两手收回，伸直膝盖，恢复原位，此过程也是大约 5 秒钟。

“气功深蹲”最好是每天做两回，每回做 20 次，不过，请先在自身能做到的范围内尝试。

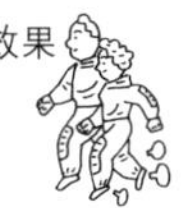

“气功深蹲”的做法

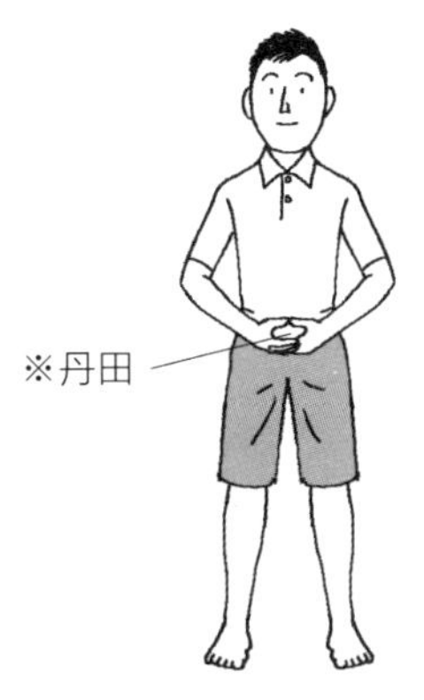

① 放松全身力量，两脚与双肩同宽打开站立。将意识集中于肚脐下 3 ~ 4 指位置的丹田处，将双手掌心轻轻贴放于丹田处。

此时，注意肩膀不要用力，挺直后背。

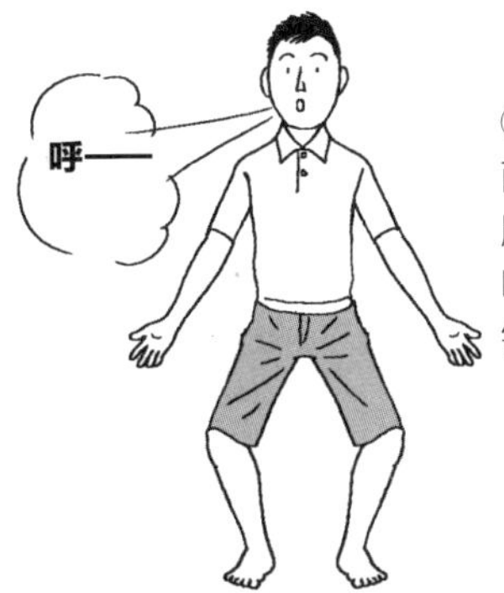

② 从口中呼气，持续 5 秒钟左右，将两手向左右方向打开。同时膝盖慢慢向脚尖方向弯曲。

呼气结束后，再从鼻子吸气，持续 5 秒钟，将两手收回，同时慢慢伸直膝盖。

※不要站成外八字，膝盖向前弯曲，两脚平行

早饭、晚饭后各做 20 次，效果佳。
特别是晚饭吃的很晚的时候做更好。

▸ 务必在饭后半小时至一小时做运动 ◂

无论是“气功健步走”还是“气功深蹲”，**在饭后半小时至一小时内做效果比较好**。

这是因为，一般血糖值会在饭后半小时至一小时之间升到最高。此时，血液中分泌的胰岛素正努力将葡萄糖送往各处肌肉。而“三高”患者因胰岛素分泌不足，或者胰岛素抗阻性高等原因，无法顺利地将葡萄糖运送到各处肌肉。

在这个**血糖值升至最高的时间点，刺激大腿的肌肉，可以使其抑制血糖值上升的作用得到更好的发挥**。

实行“饮食顺序疗法”本来就比一般的饮食更能大幅度地抑制血糖值的上升，如果再辅以合理的运动，血糖值就能更进一步被控制，这样就能加速改善“三高”了。

同时，运动可以促进葡萄糖的消耗，可以防止其以中性脂肪的形式储存下来。

而且，此时的运动还可以促进全身的血液循环，增强新陈代，促进葡萄糖的消耗。运动还会使体温上升，促进能量消耗，具有各种令人期待的效果。

饭后，谁都想悠闲自在地好好放松和休息，但请将“饭后休息”时间设定为半小时。如果能做到这一点且之后开始运动的话，“三高”的有效改善更加指日可待了。

做好记录，让你再忙也能坚持下来

最后，我们建议各位做好一件事——“记录”。

有些患者会说“我没吃什么啊怎么就胖了呢”“我没有吃会变胖的食物啊”等等。

但是，在要求其记录吃过的食物后发现，实际上他们有时隔三差五地吃些甜点，有时吃夜宵，这些本人没有注意到的“引发三高的原因”潜伏在他们饮食生活的方方面面。

因此，为了帮助患者找出自己也不易察觉的不良饮食习惯，可以**将吃的食物和吃的时间记录下来**。而且，如果能将当

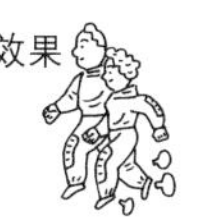

时吃的顺序也简单记下来的话，可以作为日后的参考。

最近出现了可以记录体重和身体脂肪变化的体重计。这种体重计就是满足了使用者看到体重不断减轻而大受鼓舞，为了“取得更好的效果”进一步更加努力的心理。

同样道理，为了客观地把握自己的饮食生活，保持通过改变饮食顺序而改善“三高”的动力，请将一日三餐吃的食物以及吃的顺序记录下来。

此外，如果能将每天的排便情况、运动程度等记录在册的话效果会更好。

可以用普通的笔记本来记录，也可以在互联网上使用免费的网站来记录。这种网站可以将自己的减肥记录像记日记一样的记下来。请大家选择自己做得来、能够坚持下来的方式，并享受“坚持”所带来的令人欣喜的效果。

后　记

目前日本人的平均寿命，男性是 79 岁，女性是 86 岁，这在世界范围内算是较高的水平。但是，日本人中无需看护自理生活的健康寿命，男性是 70 岁，女性是 73 岁。

也就是说，在长达 9 ~ 13 年的时间里，无论男女都会以卧床或半身不遂等身体无法自理的状态生活。

为了延长健康寿命我们每天的饮食生活应该注意什么？有没有比较简单的方法可以延长我们的健康寿命呢？针对这些问题，我们一直在不断地思考和研究。

日本人本来就属于易患糖尿病、高血压、高血脂的体质。

这是因为日本人的基因是几万年间经历了食物不足、从多人因饥饿死亡当中存活下来的基因。我们的体质能够有效利用少量的热量、盐分和脂肪来生存，是节约资源型的体质。只需少量食粮即可存活的另一方面就是无法调整过剩的营养。

体检一般是不吃早饭空腹采血，检查血糖值和中性脂肪。如果血糖值没有什么异常的话，大多数人就会比较放心了。

但实际上，比起空腹血糖值来，饭后血糖值的升高才更是个大问题。即使是健康的人，血糖值在一天当中也会反复升降。最近的研究表明，比起空腹时的血糖值和 HbA1c，血糖的升降变化（饭后高血糖）更易导致动脉硬化的加剧，进而引发脑梗塞和心肌梗塞。

也就是说，对于预防脑中风和心肌梗塞来说，尽量缩小血糖的变化幅度至关重要。饭后不仅血糖值上升，中性脂肪也会增加，血浆部分变得发白粘稠，动脉硬化加剧。

抑制饭后血糖值、中性脂肪上升的好方法就是“饮食顺序疗法”。

实行“饮食顺序疗法”以后，血糖值、中性脂肪、LDL胆固醇会降低，体重也会减轻。体重减轻后，血压也会下降。一实行就会出现好的效果，所以干劲充足，能够长时间坚持。这一点与以往的饮食疗法不同，具有崭新的意义。

上了年纪以后，能否享受健康快乐的生活，与饮食有关。吃饭的时候，只要能做到“先吃蔬菜”，就能防止生活习惯病和脑中风等留下严重后遗症的疾病。

为了进一步证实“饮食顺序疗法”疗效的科学性，我们对患者的饮食进行了介入研究，分析了1000例以上的数据资料，在日本糖尿病学会杂志等刊物上发表了数篇论文。“饮食顺序疗法”是有科学根据的饮食疗法，所以大家可以放心实践。

我们衷心希望更多的人能够坚持实行“饮食顺序疗法”，远离生活习惯病和脑中风的危险，健康长寿地生活下去。

大阪府立大学教授　今井佐惠子